한 권으로 파악하는
어지럼증의 모든 것

한 권으로 파악하는
어지럼증의 모든 것

1판 1쇄 발행 2021. 06. 30.
1판 2쇄 발행 2021. 07. 26.

지은이 안중호, 임기정, 오정훈, 박민현

발행인 고세규
편집 이주현·심성미 | 디자인 조은아 | 마케팅 백미숙 | 홍보 이한솔
발행처 김영사
등록 1979년 5월 17일(제406-2003-036호)
주소 경기도 파주시 문발로 197(문발동) 우편번호 10881
전화 마케팅부 031)955-3100, 편집부 031)955-3200 | 팩스 031)955-3111

값은 뒤표지에 있습니다. ISBN 978-89-349-2972-7 03510

홈페이지 www.gimmyoung.com   블로그 blog.naver.com/gybook
인스타그램 instagram.com/gimmyoung   이메일 bestbook@gimmyoung.com

좋은 독자가 좋은 책을 만듭니다.
김영사는 독자 여러분의 의견에 항상 귀 기울이고 있습니다.

한 권으로 파악하는

어지럼증의 모든 것

—— 안중호 × 임기정 × 오정훈 × 박민현 ——

이비인후과 현직 교수들이 알려주는
어지럼증의 진단과 치료

김영사

차례

어지럼 클리닉 방문을 환영합니다

지난 2020년은 현세대가 겪어보지 못한 감염병 사태가 일어난 해로 우리의 일상에도 큰 변화가 있었습니다. 아침에는 동료들과 함께 아메리카노를 마시며 업무를 시작하고 일을 마친 저녁에는 가족이나 친구를 만나 담소를 나누며 식사를 하던 일상을 누리지 못한 해였습니다. '언택트 시대'에 어떻게 해야 안전하고 건강한 일상을 누릴 수 있을지 고민하다 보면 마음이 답답해지기도 합니다.

이럴 때는 밤하늘을 쳐다보면서 밝게 빛나는 별을 감상하고 싶습니다. 1889년 어느 밤 빈센트 반 고흐는 무슨 생각을 하면서 별들을 바라보았을까요? 그는 작품 〈별이 빛나는 밤〉(1889)에서 가장 밝은 별을 중심으로 다른 별들이 빙글빙글 회전하는 것처럼 별 무리를 묘사했습니다.

이비인후과 의사로서 단순히 고흐가 별 무리를 독특하게 묘사했다고 생각하고 지나칠 수 없었습니다. 혹시 어지럼을 느끼는 상태에서 눈에 보이는 대로 밤하늘을 그린 것은 아니었는지 의심이 들었습니다. 고흐가 측두엽 뇌전증 혹은 조현병 환자였다는 정설과 달리 반복적인 어지럼, 심한 이명, 난청, 귀 먹먹함이 나타나는 메니에르병을 앓았다는 주장이 있습니다. 절친한 친구 고갱과 크게 다투고 귀를 자해한 것도 극심한 스트레스와 이로 인한 이명에서 비롯된 행동이라고 설명하는데 꽤 신빙성 있는 주장입니다.

1990년 〈미국의학협회지JAMA〉에 고흐가 생전에 가족, 친구들과 주고받은 796통의 편지를 분석한 "반 고흐는 뇌전증이 아니라 메니에르병을 앓고 있었다Van Gogh had Menière's Disease and not Epilepsy"라는 제목의 논문이 실렸습니다. 고흐는 생전에 반복적인 극심한 어지럼을 호소했다고 하는데, 해당 논문은 메니에르병이 당시까지만 해도 뇌전증으로 오진되었다는 점을 지적하며, 고흐가 메니에르병 환자라는 주장을 제기했습니다. 실제로 뇌전증이나 조현병은 어지럼을 호소하는 병이 아닙니다. 고흐의 정신 상태는 지극히 정상이었으며, 장기간 복용했던 조현병 치료제 때문에 오히려 심신이 피폐해졌다고 합니다. 고흐가 100년만 늦게

태어났어도 어지럼, 이명, 난청으로 고통받지 않았을 텐데, 이비인후과 의사로서 안타까운 마음이 듭니다.

주변에서 각종 어지럼을 호소하는 분들을 어렵지 않게 만날 수 있습니다. 아침에 침대에서 일어날 때 갑자기 핑 어지러워서 넘어졌다거나, 세수하려고 고개를 숙일 때마다 어지럼을 느껴서 세수하기가 두렵다거나, 높은 찬장에 그릇을 넣으려고 위를 쳐다보다가 어지럼을 느껴서 주저앉았다거나, 길을 걸을 때 자꾸만 한쪽으로 몸이 쏠렸다는 등 증상의 경중을 떠나 일상생활에 불편함을 느끼는 분이 많습니다.

이렇게 어지럼으로 일상에서 불편을 겪는 분들에게 조금이나마 도움이 되고자 이 책을 집필했습니다. 어지럼을 일으키는 대표적인 귀 질환인 이석증과 전정 신경염의 원인은 물론이고 병원에서 검사를 받고 약을 먹어도 딱히 증상이 완화되지 않는 어지럼의 원인을 알리고자 합니다. 이해를 돕기 위해 어지러운 증상을 '어지럼', 기관에 이상이 생겨 어지럼을 유발하는 질환을 '어지럼증'으로 구분했습니다.

어지럼에 대한 이해부터 어지럼 약 복용법, 어지럼을 슬기롭게 극복할 수 있는 운동과 식습관까지, 그리고 20년 이상 이비인후과 진료실을 지키며 터득한 내용을 정리했습니다.

이 책에는 각기 다른 주제를 담은 7개의 부와 2개의 부록이 있습니다. 제1부 "귀의 기능과 주요 질환"에서는 시각, 청각, 후각,

미각, 촉각에 더해 균형 감각을 담당하는 여섯 번째 감각 기관인 평형 기관에 대해 소개합니다. 평형 기관의 기능, 해부학적 위치, 달팽이관과의 관계를 알기 쉽게 설명하고, 평형 기관에서 감지한 몸의 균형과 움직임에 관한 정보를 뇌에 전달하는 과정과 이때 발생할 수 있는 여러 상황도 정리합니다.

제2부 "어지럼의 이해와 어지럼증 진단 검사"에서는 어지러워서 병원에 방문했는데, 의사 앞에서 자신의 어지럼 증상을 어떻게 표현해야 할지 몰라서 적절한 진료를 받지 못하거나, 다른 질환으로 오해받지 않도록 어지럼을 파악하고 분류하는 방법을 설명합니다. 어지럼증을 진단하기 위한 대표적인 전정 기능 검사도 소개합니다.

제3부 "귀에서 시작되는 어지럼증"에서는 평형 기관에 이상을 일으켜 어지럼을 유발하는 질환인 전정 신경염, 메니에르병, 이석증, 편두통성 어지럼증, 심인성 어지럼증의 증상과 원인, 예방법과 치료법을 이해하기 쉽게 설명합니다.

제4부 "어지러운데 귀 때문이 아니라고요?"에서는 어지럼으로 이비인후과를 방문하는 환자 중 평형 기관 이상에 의한 질환이 아닌 다른 질환을 앓고 있는 경우를 소개합니다. 기립성 저혈압, 일과성 뇌허혈증, 빈혈, 멀미의 원인과 치료법, 예방법을 설명합니다.

제5부 "어지럼을 치료하는 약, 어지럼을 일으키는 약"에서는

어지럼 질환을 치료할 때 흔히 사용하는 약을 정리합니다. 약들의 역할, 복용법, 합병증 등에 대해 자세히 설명하고 부작용으로 어지럼이 나타나는 약물 종류도 소개합니다.

제6부 "어지럼을 이겨내는 운동"에서는 전정 신경염, 돌발성 난청 등에 의해 한쪽 평형 기관의 기능이 저하된 환자가 일상에서 손쉽고 안전하게 할 수 있는 운동 요법을 소개합니다. 평형 담당 기능이 호전과 악화를 반복하는 메니에르병을 앓는 환자나 양쪽 전정 기능이 약화된 환자도 균형을 잘 잡고 적응할 수 있는 운동을 추천합니다.

제7부 "귀 건강을 지키는 방법"에서는 평소 귀 건강을 위해 섭취하면 좋은 음식과 피해야 할 나쁜 음식을 소개합니다. 균형 잡힌 생활을 위한 제안과 메니에르병, 편두통성 어지럼증 환자들을 위한 식생활 지침도 정리합니다.

마지막으로 부록 1에서는 "어지럼 진단에 도움이 되는 정보를 의사에게 이야기하는 방법"을 소개하고, 부록 2 "어지럼 환자가 흔히 하는 질문에 대한 답변"에는 평소 진료 시간이 부족해 환자분들의 질문에 충분히 설명하지 못했던 내용을 담았습니다.

이 책은 공부하듯이 처음부터 차근차근 읽어도 좋고 궁금했던 내용을 위주로 필요한 부분만 찾아가며 읽을 수도 있습니다. 장마다 저자들의 오랜 경험과 지식을 충실히 모아 집필했기 때문에 어지럼증에 대해 그간 의문이 있었던 분들에게 분명 많은 도움이 될 것으로 믿습니다. 앞으로도 전 국민의 귀 건강을 지키기 위해 열심히 일하고, 기회가 닿는 대로 귀 건강에 도움이 될 만한 책을 집필하도록 하겠습니다.

2021년 여름
안중호, 임기정, 오정훈, 박민현

제1부

귀의 기능과
주요 질환

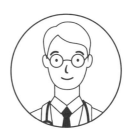

귀는 하나의 소우주입니다. 제1부에서는 여섯 번째 감각 기관인 평형 기관에 대해 알아봅니다. 귀는 작지만 많은 일을 하는 인체 기관으로, 소리를 듣고 어지럼을 관장하며, 얼굴을 움직이는 안면 신경이 지나가는 중요한 부위이기도 합니다. 따라서 귀의 어떤 부분에 이상이 생기면 그것과 관련된 신체 기능이 떨어질 수 있습니다. 이에 따른 증상인 난청, 어지럼, 안면 신경 마비에 대해서도 알아보겠습니다.

1장

청각 기관: 듣는 귀

청력이란 소리를 탐지하는 능력입니다. 소리는 공기 중의 음파를 말하며 음파는 물리적인 진동 혹은 파동을 의미합니다. 귀는 이러한 물리적 에너지를 고막Tympanic Membrane, 이소골Ossicle, 달팽이관Cochlea을 통해 전기 신호로 바꾸어 청신경과 대뇌로 전달하는 기관입니다.

귀는 크게 외이External Ear, 중이Middle Ear, 내이Inner Ear로 구분할 수 있습니다. 외이는 귓바퀴Auricle와 외이도(귓구멍)를 말하며, 고막과 이소골이 있는 중이는 이관Eustachian Tube을 통해 코와 연결되어 있습니다. 내이에는 청력을 담당하는 달팽이관과 어지럼을 관장하는 세반고리관Semi-Circular Canal, 전정Vestibule 등이 있습니다.

내이의 전정은 수평과 수직 방향의 움직임을 감지할 수 있고

| 그림 1-1. 귀의 구조 |

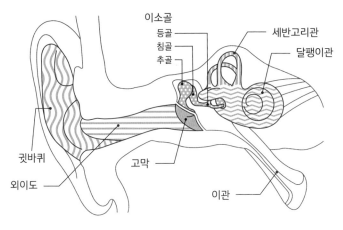

이소골
등골
침골
추골
세반고리관
달팽이관
귓바퀴
외이도
고막
이관

| 그림 1-2. 평형 기관과 달팽이관 |

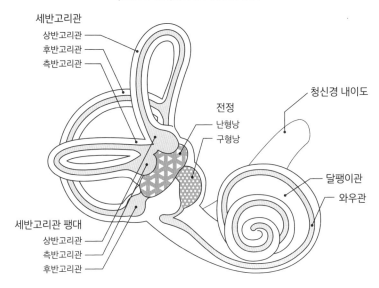

세반고리관
상반고리관
후반고리관
측반고리관
전정
난형낭
구형낭
청신경 내이도
달팽이관
와우관
세반고리관 팽대
상반고리관
측반고리관
후반고리관

서로 이어진 구형낭과 난형낭으로 이루어져 있습니다. 구형낭은 달팽이관과 통하며 난형낭은 회전 운동의 움직임을 감지하는 세 반고리관과 붙어 있습니다. 이처럼 달팽이관과 평형 기관은 서로 닮은 모양으로 연결되어 있습니다(그림 1-2).

귀의 구조에 이어 우리가 소리를 듣는 과정을 귀의 구조를 따라 설명하겠습니다. 먼저 외이인 귓바퀴에서 소리가 모여 외이도를 타고 중이의 고막에 전해집니다. 고막까지 전달된 진동은 3개의 작은 뼈(이소골)를 통해 내이에 있는 달팽이관으로 이어집니다. 마지막으로 달팽이관은 물리적 소리인 진동을 전기적 신호로 바꾸어 대뇌로 전달합니다. 소리를 감지하는 달팽이관의 유모(감각) 세포와 청신경이 내이에 있어 우리가 소리를 들을 수 있는 것입니다(그림 1-3).

| 그림 1-3. 음파의 이동 경로 |

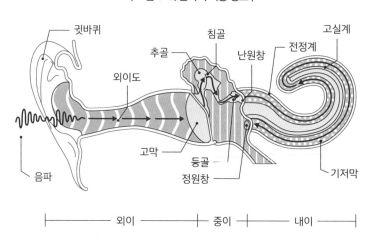

| 그림 1-4. 달팽이관 진동 |

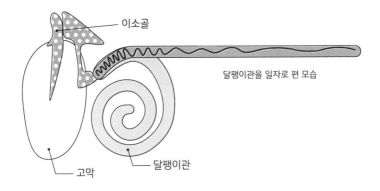

이소골

달팽이관을 일자로 편 모습

고막

달팽이관

고막과 이소골을 통해 증폭된 소리는 두 바퀴 반 감긴 달팽이관을 진동합니다. 달팽이관을 일자로 편 모습(그림 1-4)을 상상하면 진동의 경로를 이해하기 쉽습니다. 소리를 감지하기 위해 감긴 채로 귓속에 들어 있는 것입니다.

외이를 지나 들어온 소리 음파는 세 번째 이소골인 등골Stapes과 달팽이관이 연결된 난원창Oval Window으로 이동합니다. 먼저 달팽이관 위로 지나갔다가(전정계 통과) 다시 아래로 흘러가며(고실계 통과), 정원창Round Window을 통해 음파가 빠져나갑니다.

음파가 달팽이관 내부를 이동하면서 기저막Basilar Membrane을 진동합니다. 기저막에 소리를 감지하는 유모 세포가 붙어 있어 우리가 여러 소리를 들을 수 있는 것입니다. 난원창과 가까운 기저막의 유모 세포는 고음(소프라노)을, 난원창에서 먼 기저막의 유모 세포는 저음(베이스)을 감지합니다.

고음은 파동이 짧고 빨라 달팽이관의 앞쪽에서 진동이 일어나고, 저음은 파동이 크고 넓어 달팽이관의 뒤쪽에서 진동이 일어납니다. 그래서 달팽이관의 부위별로 감지하는 소리가 다른 것입니다. 게오르크 폰 베케시가 이러한 달팽이관의 원리를 발견해 1961년에 노벨상을 수상했습니다.

개인적으로도 전기 생리학의 패치 클램프 기법(아주 가느다란 유리 피펫으로 세포를 찔러 전기적 변화를 측정하는 기술)을 이용하여 유모 세포를 연구한 적이 있습니다. 연구를 통해 유모 세포가 물리적 에너지를 전기적 신호로 바꾸는 매우 정교하면서도 복잡다단한 청음 과정을 확인했습니다. 그 과정을 확인하면서 신이 설계했다고밖에 생각할 수 없을 정도로, 형언하기 어려운 신비함을 느꼈습니다.

정리하자면, 청력이란 주변의 소리를 외이와 중이가 효율적으로 전달하여 내이가 감지해내는 능력이라고 할 수 있습니다.

2장
평형 기관: 어지럼을 관장하는 귀

평형 기관은 전정과 세반고리관으로 구분됩니다. 전정은 수평과 수직 평면의 움직임을 감지하고 세반고리관은 회전 운동의 움직임을 느낍니다.

막대 풍선 하나로 강아지, 기린 등 여러 모양을 만들 수 있는 것처럼 달팽이관, 전정, 세반고리관은 모두 연결되어 내림프액을 함께 쓰고 있습니다. 배터리 안의 파이프들이 배터리액을 공유하는 것처럼 달팽이관, 전정, 세반고리관이 내림프액이라는 액체를 공유합니다. 그래서 이들은 내부의 압력도 공유해서 서로에게 영향을 줄 수 있습니다.

청력이 떨어지면 평형 담당 기능도 저하되는 경향이 있습니다. 예를 들어 한쪽 귀가 아예 안 들리는 환자가 자주 어지럼을 호소할 경우, 한쪽 청력이 망가지면서 평형 기관도 영향을 받을 수 있습니다. 청각 기관과 평형 기관은 서로 붙어 있어서 하나가 망가지면 다른 하나의 기능도 저하되거나 소실되기 때문입니다.

1. 전정

전정은 구형낭과 난형낭으로 이루어져 있습니다. 전정의 구형낭은 수직(세로) 방향으로 서 있고 난형낭은 수평(가로) 방향으로 뻗어 있습니다. 그리고 움직임을 감지하는 유모 세포가 원시림의 나무들처럼 구형낭과 난형낭의 평면에 쫙 깔려 있습니다. 유모 세포의 상부에는 칼슘 덩어리인 이석Otolith이 자글자글 붙어 있습니다.

사람이 고개를 숙이거나 쳐들면 중력에 따라 유모 세포에 붙어 있는 무거운 이석이 앞뒤로 쏠립니다(그림 1-5). 이러한 이석의 쏠림을 통해 유모 세포가 "내 몸이 앞으로, 뒤로, 옆으로, 위로, 아래로 간다"고 감지할 수 있습니다.

예를 들어 엘리베이터를 타고 이동할 때 엘리베이터 이동 방향에 따라 내 몸도 쑥 위로 올라가거나 아래로 내려가는 것을 느낄 수 있습니다. 이때 구형낭이 위아래 움직임을 감지합니다(그림 1-6). 줄다리기를 할 때 우리 편의 힘이 약해 상대편으로 끌려가는 것을 느낀다면 난형낭이 제 역할을 한 것입니다. 이처럼 전정

| 그림 1-5. 유모 세포의 움직임 감지 |

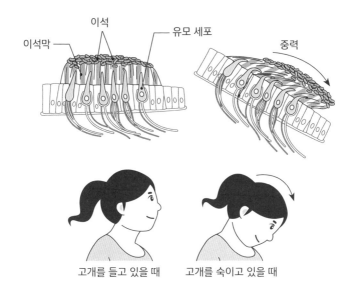

이석막 이석 유모 세포 중력

고개를 들고 있을 때 고개를 숙이고 있을 때

을 통해 우리는 움직임을 감지할 수 있습니다.

난형낭이 세반고리관과 붙어 있는 구조는 이석증Benign Par-
oxysmal Positional Vertigo(BPPV)과 연관되어 있습니다. 난형낭에 있
는 이석이 떨어져 나가서, 바로 옆에 있는 세반고리관으로 들어
가면 이석증이 생기기 때문입니다. 이석증에 관한 자세한 내용은
제3부에서 설명합니다.

귓속 좁은 공간에서도 여러 기관들이 밀접하게 연결되어 유기
적으로 서로 영향을 주고받는 것을 보면 '귀는 하나의 소우주'라
는 말이 틀리지 않았음을 실감합니다.

| 그림 1-6. 구형낭과 난형낭 |

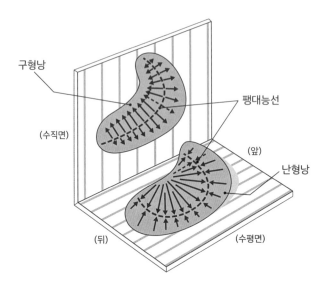

구형낭

팽대능선

(수직면)

(앞)

난형낭

(뒤)

(수평면)

구형낭은 몸이 위아래로 이동하는 것을 감지하고, 난형낭은 몸이 전후좌우로 움직이는 것을 감지합니다.

2. 세반고리관

반고리관Semi-Circular Canal(SCC)은 반규관이라고도 하는데, 사람에게 반고리관이 한쪽 귀에 3개씩 있기 때문에 주로 세반고리관이라고 합니다. 각각 상반고리관Superior SCC, 측반고리관Lateral SCC, 후반고리관Posterior SCC이라고 칭합니다.

세반고리관은 사람이 회전할 때 반고리관에 있는 액체의 움직임을 통해 회전 운동을 알아채는 기관입니다. 우측으로 빙글빙글 도는지, 좌측으로 빙글빙글 도는지, 뒤로 눕는지, 벌떡 일어나는지 등을 감지합니다. 빙글빙글 돌다가 갑자기 멈추었을 때 몸이 계속 도는 것처럼 느껴질 때가 있으셨나요? 이는 반고리관의 액체가 관성에 따라 계속 움직여서, 몸이 멈추어도 한동안 계속 도는 것처럼 느껴지는 현상입니다.

그렇다면 반고리관은 왜 3개일까요? 세상이 3차원이기 때문입니다. 그러니까 세상이 수직, 수평, 앞뒤로 구성되어 있어서 이를 감지하기 위한 반고리관도 3개입니다. 3개의 반고리관은 X축, Y축, Z축 방향으로 각각 뻗어 있으며 이는 왼쪽과 오른쪽이 서로 좌우 대칭을 이룹니다(그림 1-7). 우측으로 돌 때 우측 측반고리관은 자극되지만, 좌측 측반고리관은 억제됩니다. 이렇게 세반

| 그림 1-7. 세반고리관 방향 |

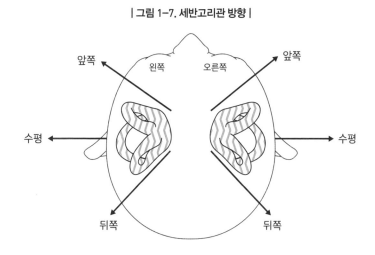

| 그림 1-8. 세반고리관 입체 구조 |

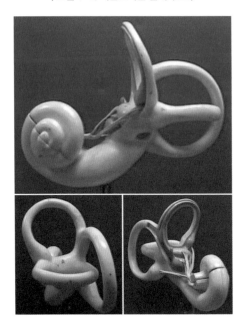

고리관이 양쪽에서 신호를 서로 공유하면서 우측으로 도는 것을 감지하고 재확인합니다.

세반고리관(그림 1-8)이 입체적으로 서 있기 때문에, 앞서 언급했듯, 난형낭에 있는 이석이 떨어져 나가서 세반고리관으로 들어가 버리면 이석증이 생깁니다. 가만히 누워 있으면 이석이 중력에 따라 가장 낮은 반고리관으로 흘러가서 고이므로 후반고리관에서 주로 이석증이 생깁니다. 아침이나 새벽에 이석증 발생 빈도가 높은 것도 세반고리관의 구조와 중력의 영향 때문입니다.

이와 비슷한 원리로 운동량이 적은 노년층에게 이석증이 많이 생깁니다. 흐르는 강물에는 침전물이 없지만 고여 있는 웅덩이에는 침전물이 쌓이고 물이 탁해집니다. 이석증도 마찬가지입니다. 활기차게 운동하고 스트레칭을 자주 하는 분들에게는 이석증이 훨씬 적게 나타납니다.

3장
안면 신경: 귀를 지나가는 신경

이비인후과와 신경외과 선생님들이 귀나 뇌를 수술하면서 종종 한탄하며 하는 말이 있습니다. "왜 복잡한 안면 신경은 귀와 뇌에 있어서 수술할 때마다 이리저리 피하고 조심해야 하는가?"

'귀에는 청각과 평형 기관에 관련된 신경만 있는 게 아닌가?' 하고 그동안 생각하셨던 분이라면 이비인후과 선생님들의 이같은 한탄을 의아하게 여길 수도 있을 것입니다. 그러나 사실 귀에 있는 가장 중요한 신경은 바로 얼굴을 움직이는 안면 신경입니다.

뇌에서 출발한 안면 신경은 내이도Internal Auditory Canal(IAC)를 거쳐 중이강 내로 진입합니다. 내이도에는 청신경Cochlear Nerve, 안면 신경Facial Nerve, 상전정 신경Superior Vestibular Nerve, 하전정 신경Inferior Vestibular Nerve이라는 4개의 신경이 있습니다.

간단하게 설명하면 3가지 기능이 있는 신경이 내이도를 통하여 귀에 들어옵니다. 듣는 청신경, 평형을 담당하는 전정 신경(상전정 신경과 하전정 신경), 얼굴을 움직이는 안면 신경이 내이도를 시작으로 귀 내부까지 이어집니다.

그중에서도 안면 신경은 뇌에서 내이도를 통해 귓속으로 들어가며, 중이, 유양동(귀 뒤에 만져지는 튀어나온 뼈)을 거쳐 얼굴 곳곳

| 그림 1-9. 안면 신경 구조 |

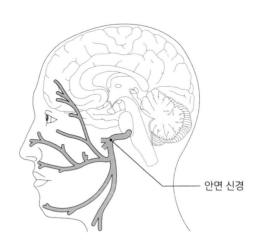

안면 신경

으로 뻗어 있습니다. 안면 신경은 이마부터 눈, 코, 인중, 입, 목까지 움직입니다(그림 1-9).

"얼굴을 움직인다"는 사실은 인간에게 대단히 중요한 기능입니다. 사람과 대화할 때 말보다 더 중요한 것이 표정이라고 하지 않습니까? 웃고 찡그리고 눈을 감고 입을 움직이는 모든 표정의 변화가 바로 안면 신경의 기능입니다.

극단적인 예로, 자고 일어났더니 한쪽 얼굴이 돌아갔다고 생각해봅시다. 비뚤어진 얼굴을 스스로 되돌리지 못하는 상태가 바로 '안면 신경 마비'입니다. 안면 신경 마비 초반에는 주로 강력한 스테로이드 및 항바이러스제 약물 치료와 침술, 전기 치료 등의 재활 요법을 병행합니다.

마비된 신경이 100% 회복된다는 보장이 없기 때문에 환자에게는 엄청난 스트레스입니다. 안면 신경 마비나 그 후유증으로 표정이 변하거나 눈을 제대로 감지 못하기도 합니다. 입이 똑바로 다물어지지 않아, 말할 때 바람이 새고 물을 마실 때 흘릴 수도 있습니다.

2. 안면 신경과 귀 수술

안면 신경 마비는 두렵고 위중한 병이어서 뇌나 귀 수술을 할 때 안면 신경의 기능을 절대적으로 보존하려고 합니다. 특히 귀에 심한 염증이나 진주종, 암종 같은 파괴적인 병변이 생길 경우에는 반드시 제때 적절한 치료를 받거나 필요하다면 수술을 고려해야 합니다. 그러지 않으면 난청 같은 합병증이 생기거나 최악의 경우 안면 신경 마비가 나타날 수도 있습니다.

내이도를 통해서 들어온 안면 신경은 중이를 수평으로 지나갑니다. 귓구멍으로 보이는 고막의 상부와 고막에 붙어 있는 이소골인 추골의 바로 아래로 안면 신경이 지나가는 것입니다. 이 신경은 고막 후상방에서 거의 90도 이상 꺾여서 중이 하부, 유양동, 유양돌기 방향으로 계속 내려갑니다. 유양돌기까지 내려간 안면 신경은 유양돌기 앞쪽 귓바퀴 바로 아래인 이하선 침샘 상방에서 얼굴 쪽으로 나옵니다. 그리고 이마, 눈, 코, 입, 목 쪽으로 나뉘어 분포하면서 얼굴의 다양한 표정을 만들어냅니다. 이처럼 안면 신경은 얼굴로 나오기 전에 귓속에서 2회 이상, 90도 이상 꺾으면서 복잡한 경로로 지나갑니다.

고막 후방을 지나는 안면 신경인 고삭 신경Chorda Tympani Nerve은 혀의 미각과 일부 침샘 기능을 담당합니다. 얼굴을 움직이는 기능도 매우 중요한데 미각까지 안면 신경이 담당하고 있으니 얼마나 중요한 신경인지는 두말할 필요가 없습니다.

이러한 이유로 귀에 문제가 생기면 심각한 부작용으로 안면 신경 마비가 나타날 수 있습니다. 따라서 귀에 염증이 생기거나 갑자기 청력이 떨어진다면 반드시 귀의 상태를 확인하고 정확한 검사를 통해 진단을 받고 적절한 치료를 해야 합니다.

귀 수술을 처음 하던 기억이 생생합니다. 반짝이는 것은 모두 안면 신경으로 보였고, 줄처럼 보이는 것도 안면 신경이 아닐까 전전긍긍했습니다. 물론 수술에 투입되기 전에 측두골 해부 실습을 통해 여러 번 연습합니다. 수많은 교수님과 유명한 수술자들의 수술 장면을 보며 기술을 공유하고 실제로 해보기도 하면서 철저히 준비합니다. 그런데도 수술을 할 때마다 환자의 안면 신경이 손상될까 봐 늘 엄청난 부담감을 느낍니다.

현재는 귀 수술 기술과 현미경, 드릴 등 기구의 성능이 향상되어 안면 신경 마비 위험이 크게 줄어들었습니다. 100~200년 전만 하더라도 끌, 정, 망치 등으로 귀 수술을 했기 때문에 힘이 적절하게 조절되지 않아 안면 신경이 손상되는 경우가 많았습니다. 그래서 과거 의사들은 치료 자체를 포기하는 일이 다반사였는데 현대 의학은 이 같은 과거의 실패와 어려움을 기술의 발달 덕분에 잘 극복해나가고 있습니다.

4장
청신경 종양: 귀에 생기는 종양

인체에는 12개의 뇌신경이 있습니다. 그중에서 여덟 번째 뇌신경은 듣는 기능을 담당하는 청신경(청각 신경)과 몸의 평형(균형)을 담당하는 2개의 전정 신경으로 구성되어 있습니다. 일곱 번째 뇌신경인 안면 신경과 총 3개의 뇌신경이 있는 여덟 번째 뇌신경이 하나의 터널(내이도)을 통해 귀로 들어갑니다.

청신경 종양Acoustic Neuroma은 여덟 번째 뇌신경에서 생기는 양성 종양으로 두개 내 종양의 약 8~10%, 소뇌 교각부 종양의 90% 이상을 차지합니다. 주로 전정 신경의 신경초(신경 껍질)에서 생기는 청신경 종양은 주변 혈관과 신경을 서서히 누르면서 기능 장애를 유발합니다. 신경을 직접 침범하기보다는 서서히 누르면서 인접한 신경의 기능에 장애를 일으키는 것입니다. 청신경 종양이 신경을 눌러 막아서 듣는 신호와 어지럼 신호를 뇌로 가

| 그림 1-10. 청신경 종양의 신경 압박 |

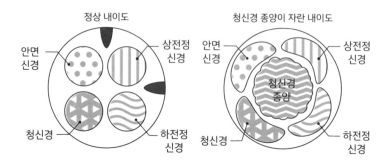

정상 내이도

안면 신경
상전정 신경
청신경
하전정 신경

청신경 종양이 자란 내이도

안면 신경
상전정 신경
청신경 종양
청신경
하전정 신경

지 못하게 만들기도 하고, 뇌로부터 오는 안면 신경의 신호를 얼굴로 가지 못하게 막아 얼굴이 마비될 수도 있습니다.

이처럼 청신경 종양이 청신경에 생기는 것이 아니라 전정 신경을 싸고 있는 막에서 생기기 때문에 청신경 종양이 아니라 전정 신경종Vestibular Schwannoma이라고 불러야 한다는 의견이 많습니다. 종양이 내이도 안에 있는 신경에서 생기면, 종양이 커지면서 전정 신경은 물론이고 주위의 청신경이나 안면 신경을 압박해 결국 이명(귀울림), 청력 감소, 어지럼, 안면 마비 등의 증세를 유발합니다.

청신경 종양은 대개 1년에 약 0.3cm씩 서서히 자라며, 주로 일측성으로 생기거나 간혹 제2형 신경 섬유종증처럼 양측성 청신경 송양이 발생하기도 합니다. 다행히 악성 청신경 종양은 매우 드물게 보고됩니다.

하지만 청신경 종양의 크기가 2cm를 넘어가서 3~4cm에 가까

| 그림 1-11. 청신경 종양의 위치 |

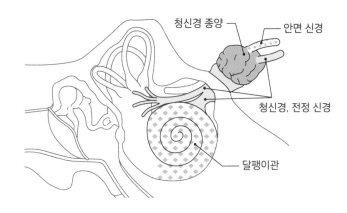

워지면 종양이 중뇌에 다다르거나 뇌 일부를 압박합니다. 종양이 중뇌가 있는 뇌간을 누를 정도의 크기가 되는 데는 5~15년이 걸립니다. 중뇌는 호흡, 맥박 등 생명 유지에 필수적인 부분을 담당하고 있어 중뇌를 압박하는 내이도 종양은 특히 위험하기 때문에 조기에 종양을 발견하는 것이 중요합니다.

1. 청신경 종양의 증상

(1) 감각 신경성 난청

일측성 난청으로 인해 어음 명료도가 떨어집니다. 감각 신경성 난청 환자의 20% 정도는 돌발성 난청을 경험하지만, 약 5%는 정상 청력을 갖고 있기도 합니다. 돌발성 난청 환자 중 약 1%에게서 청신경 종양이 나타나므로 일측 돌발성 난청 환자의 경우는 청신경 종양이 있는지 일단 의심하여야 합니다.

(2) 어지럼

양쪽 평형 담당 기능에 차이가 생기면 경도의 평형 장애가 나타납니다. 어지럼이 심하지 않지만 어질어질하거나 균형을 잡기 힘든 경우가 있습니다. 세반고리관을 자극하는 이석증을 앓을 때만큼의 회전성 어지럼을 호소하는 환자는 드뭅니다.

(3) 안면 감각 이상

종양이 어느 정도(3cm 이상) 커져서 안면 감각을 담당하는 3차 신경이 눌리면 안면 감각이 떨어지기도 합니다. 병변이 진행되어 소뇌나 뇌실을 누를 때, 잘 걷지 못하는 보행 실조나 뇌압의 증가가 관찰됩니다.

2. 청신경 종양이 의심될 때 시행하는 검사

(1) 청력 검사Audiometry

청신경 종양이 있는 경우, 한쪽의 청력이 떨어져 좌우 비대칭 청력 소실을 보입니다. 이때는 단순히 소리를 듣지 못하기보다는 사람 말소리를 잘 분별하지 못합니다(어음 분별력 저하).

(2) 청성 뇌간 반응 검사Auditory Brainstem Response(ABR)

뇌파를 이용하여 정확한 청력을 측정하는 객관적인 검사입니다. 청력 저하, 특히 청신경 신호가 느려지는 것을 신경 파동의 모양과 신호 지연을 통해 확인할 수 있습니다.

(3) 전정 기능 검사

어지럼이 동반될 경우 실시하며, 전정 신경(어지럼 신경)의 기능 저하를 측정하는 다양한 검사를 시행합니다. 이에 관해서는 제2부 "어지럼증 진단을 위한 검사"에서 자세히 설명합니다.

(4) 자기공명영상 촬영Magnetic Resonance Imaging(MRI)

3mm 정도의 아주 작은 종양도 발견할 수 있습니다. 조영제 주입(혈관이 발달한 종양을 잘 발견하기 위한 기법) 시 영상에서 조영이 잘 관찰됩니다. 정확도가 가장 높은 검사로 요즘은 자기공명영상을 주로 추천합니다. 특히 뇌의 이상 병변을 함께 확인할 수 있어 유용합니다.

| 그림 1-12. 자기공명영상으로 촬영한 청신경 종양 |

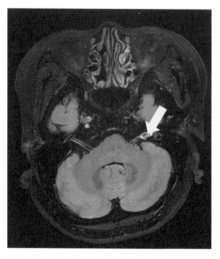

50세 남성 환자의 자기공명영상으로, 좌측 내이도에 1cm 크기의 청신경 종양이 관찰됩니다. 당시 환자는 좌측 청력이 수년에 걸쳐 서서히 떨어지다가 말소리 분별이 어려운 상태였습니다.

3. 청신경 종양의 치료

(1) 관찰·보존적 치료

종양은 서서히 자라지만 결국에는 생명을 위협하고 심각한 장애를 남기므로 조기에 치료하는 것이 원칙입니다. 단, 종양의 크기가 작거나 다른 한쪽 귀의 청력이 없어 종양이 있는 귀의 청력을 반드시 보존해야 하거나 고령의 환자일 경우에는 보존적인 요법을 시행하기도 합니다.

(2) 수술적 치료

수술적 치료 방법은 종양의 크기나 위치에 따라 다릅니다. 수술 방법에 따라 청력 보존율과 합병증 발생률도 달라집니다.

나이가 많을수록 뇌막의 탄성이 떨어져서 수술하기가 점점 어려워지기 때문에 종양의 크기, 위치, 관련 증상의 발현, 환자의 나이 및 전신 상태 등에 따라 수술 여부를 신중하게 결정해야 합니다. 하지만 종양의 크기가 커져 중뇌에 다다르거나 뇌 일부를 압박하면 수술을 고려할 수밖에 없습니다.

(3) 방사선 치료

감마 나이프 등을 이용한 치료의 예후가 좋은 것으로 보고됩니다. 점차 방사선 치료가 주류 치료법으로 자리 잡고 있으나, 종양의 크기가 큰 경우에는 치료를 시도하기 어렵습니다. 그래서 종양의 크기가 2cm 미만일 때 시행합니다.

수술과 마찬가지로 방사선 치료 후에도 합병증 위험이 있습니다. 청력은 초기에는 어느 정도 보존되지만 점차 저하되고 간혹 안면 신경 마비가 올 수 있습니다. 방사선 치료로 인해 종양에 염증이 생기거나 종양이 자극을 받아 약간 커졌다가 다시 오그라져서 일정 크기에 다다른 후 멈추는데, 이러한 과정에서 합병증이 생기기도 합니다.

5장

내이도 신경염: 귀에 생기는 염증

뇌에서 출발한 귀 관련 신경들은 내이도를 거쳐 귀로 들어옵니다. 귀에 들어오는 신경에는 앞서 설명한 청신경, 전정 신경, 안면 신경이 있습니다. 이러한 신경에 염증이 생기면 관련 기능이 갑작스럽게 저하될 수 있다는 것도 이야기했습니다.

안면 신경에 염증이 생기면 '안면 신경 마비', 청신경에 염증이 생기면 '돌발성 난청', 전정 신경에 염증이 생기면 '전정 신경염' 등의 질환이 생깁니다. 내이도 신경염의 원인으로 바이러스 감염, 혈액 순환 장애 등을 들 수 있는데, 주원인은 바이러스 감염이며 특히 환절기에 잘 생깁니다.

얼굴이 돌아가는 안면 신경 마비, 자고 일어났더니 한쪽 귀가 전혀 안 들리는 돌발성 난청, 심한 안진Nystagmus(눈 떨림), 구토, 구역이 생기고 수일간 어지러운 증상이 나타나는 전정 신경염이 각기 전혀 다른 병으로 느껴질 수 있습니다. 하지만 내이도의 구조를 알고 나면 3가지 병이 모두 유사한 부위에 생기는 신경 염증이라는 사실을 이해할 수 있습니다.

따라서 3가지 병의 치료 방법이 거의 동일합니다. 신경 염증을 제거해주는 스테로이드가 주 치료제이며, 바이러스 감염이 원인이라면 항바이러스제를 씁니다. 항바이러스제는 흡수율이 낮아서 입원하여 주사를 맞는 것이 더 효과적일 수 있습니다. 보조적으로 혈액 순환 개선을 돕는 약을 쓰기도 합니다.

6장

귀가 2개인 이유

사람의 귀는 우측과 좌측에 하나씩 총 2개가 있습니다. 이렇게 쌍으로 귀가 존재하는 데는 많은 의미가 있습니다.

먼저 청력의 경우를 살펴보겠습니다. 양쪽 귀로 들으면 소리가 나는 정확한 위치를 파악할 수 있습니다. 우측 귀와 좌측 귀로 들리는 소리의 시차 및 강도에 따라 소리가 들려오는 방향을 알 수 있는 것입니다. 만약 한쪽 귀가 들리지 않는다면 뒤에서 자동차 경적이 울려도 소리 위치를 감지하지 못해서 갑자기 자동차 앞으로 뛰어들 위험이 있습니다. 양쪽 귀로 들으면 소리가 나는 방향을 파악할 수 있을뿐더러 소리에 대한 감도도 훨씬 높아 한쪽 귀로 듣는 것보다 5~10% 이상 잘 들을 수 있다는 연구 결과가 있습니다.

평형 측면에서도 살펴보겠습니다. 먼저 머리의 움직임을 양쪽 귀의 전정이 감지해서 눈의 위치를 조정하는 반응을 전정안구반사라고 부릅니다. 전정이 2개여서 나타나는 반응인 전정안구반사 덕에 우리가 고개를 움직이면서도 이동하는 물체에 시선을 고정할 수 있는 것입니다. 다음으로 인간이 자세를 유지하고 평형 기관을 조정하는 과정을 3개의 컴퓨터를 쓰는 상황에 비유할 수 있습니다. 뇌 중앙에 있는 컴퓨터와 우측 귀, 좌측 귀에 있는 2개의 컴퓨터를 합쳐 3개의 평형 담당 컴퓨터로 자세를 유지한다고 생각해보십시오.

우측 귀의 평형 담당 기능이 완전히 망가지면 좌측 귀의 기존 신호 때문에 자꾸 몸이 우측으로 밀리는 현상이 나타납니다. 이때 기울어지는 몸을 뇌에서 원래 상태로 조정해 몸이 중앙으로 돌아올 수 있는 것입니다.

이러한 원리로 안진이 나타나거나 몸의 위치가 병변 쪽으로 밀렸다가도 금방 정상으로 돌아옵니다. 젊거나 몸 상태가 좋다면 이러한 불안정성을 거의 느끼지 못하고 조정이 잘됩니다. 하지만 수면이 부족하거나, 과로하거나, 스트레스가 심하거나, 나이가 많다면 이러한 평형의 불안정성을 계속 느낄 수 있고, 또 불안정성이 갑작스럽게 어지럼을 악화하는 경우도 많습니다.

한쪽 귀의 청력과 평형 담당 기능이 떨어진 사람이 평소에도 어지럽고 걸을 때 한쪽으로 비틀거리는 증상이 계속된다고 하면 전정 신경병증Vestibulopathy일 수 있습니다. 전정 신경병증은 한쪽 평형 담당 기능이 영구적으로 떨어지고 양쪽 기관의 신호가 불균형한 상태를 말합니다.

평형 담당 기능의 불안정성은 버스나 지하철을 타는 등 몸이 흔들리는 상황이나 마트의 매대 사이를 지나가거나 에스컬레이터를 타는 등 시야가 교란되는 상황에서 더욱 심해질 수 있습니다.

어지럼이 심할 때만 약을 쓰고 평소에는 평형 담당 기능을 강화할 수 있는 전정 재활 운동을 꾸준히 하는 것이 도움이 될 수 있습니다.

"귀의 기능과 주요 질환" 정리

➕ 달팽이관은 소리를 듣는 기관으로, 손상되면 돌발성 난청, 메니에르병 등이 생길 수 있습니다.

➕ 평형 기관에는 전정 및 세반고리관이 있으며, 손상되면 이석증, 전정 신경염 등을 초래할 수 있습니다.

➕ 안면 신경은 얼굴을 움직이는 중요한 신경으로, 손상되면 안면 신경 마비가 나타납니다.

➕ 내이도를 지나 귀로 들어오는 청신경, 전정 신경, 안면 신경에는 각각 고유한 기능이 있습니다. 종양이나 염증 등으로 손상되면 질병 혹은 마비가 생길 수 있습니다. 청신경 종양도 내이도에서 생기는 질병입니다.

어지럼의 이해와
어지럼증 진단 검사

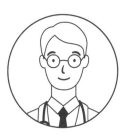

제2부에서는 어지럼을 정확히 파악하고 진단하는 방법과 병원에서 어지럼증 진단을 위해 진행하는 검사절차를 상세히 소개합니다. 어지러워서 병원에 가도 증상을 제대로 설명하지 못해 적절한 치료를 받지 못하는 내원 환자가 더 이상 없도록 핵심 내용을 정리했습니다.

1장
어지럼 제대로 이해하기

1. 어지럼이란

어지럼은 환자들이 외래 진료실에서 호소하는 주요 증상 중 세 번째를 차지할 만큼 매우 흔합니다. 회전성 어지럼, 즉 현훈眩暈을 의미하는 'vertigo'라는 단어는 2개의 라틴어 'vertere(회전)'와 'caligo(어두침침함, 높은 곳에서의 휘청거림)'에서 나온 것입니다. 평민 중 최초로 로마 황제의 자리에 오른 베스파시아누스는 황제가 되기 전 부하들로부터 황제 칭호를 들을 때마다 어지럼에 시달렸다고도 합니다.

어지럼을 느끼고 병원을 찾을 때마다 환자의 머릿속엔 수많은 생각이 스칩니다. '어디로 가지? 의사를 만나면 뭐라고 설명하지? 무슨 검사를 하자고 할까? 이상이 없다고 하면 어쩌지? 다른 병원에도 예약을 해야 하나?' 병원 문턱을 넘기도 전에 걱정이 머릿속을 가득 채웁니다.

팔이 부러지면 정형외과에, 시력이 떨어지면 안과에 가면 되지만, 어지럼은 증상을 설명하기 어려워, 환자는 어디서부터 어떻게 대처해야 할지 난감해합니다. 어떤 사람은 머릿속 혈관이 터졌을 수 있으니 당장 앰뷸런스를 부르라고 겁을 주고, 다른 사람은 몸이 허해서 그런 것이라고 영양제를 사 줍니다.

어지럼은 질환을 의미하는 것이 아니라 하나의 증상을 표현하는 단어입니다. 사실 어지럼을 한마디로 명쾌하게 설명하기는 어렵습니다. 우리 몸의 신경계와 감각계가 복잡하게 연결되어 작동하는 시스템에 문제가 생긴 것이기 때문에, 몸에서도 정확한 이상 신호를 보내주지 못할 수 있습니다.

어지럼 증상이 나타나면 신경계와 감각계의 모든 부분을 하나하나 들여다보아야 합니다. 혈당 측정기처럼 수치로 나타내는 기계가 있으면 좋겠지만, 아직 그런 기술은 개발되지 않았습니다. 그렇다면 어지럼증은 정확한 진단이 불가능한 병일까요? 그렇지 않습니다. 증상을 분류하고 원인을 찾아가는 과정이 복잡할 뿐이지, 어디에서 시작된 문제인지 대부분 명확하게 찾아낼 수 있습니다.

이때 환자의 역할이 매우 중요합니다. 환자가 직접 문제를 파악하고 분류할 수 있다면, 어지럼의 원인을 의외로 쉽게 찾아낼 수 있습니다.

2. 어지럼 진단을 위한 질문

먼저 어지럼을 파악하고 분류하는 방법을 설명하겠습니다. 아래 질문에 따라 증상을 기록하면 어지럼의 원인을 밝혀내는 데 큰 도움이 됩니다.

❶ 어떤 식으로 어지러운가?
❷ 한번 생기면 얼마나 오래가는가?
❸ 얼마나 자주 어지러운가?
❹ 어떻게 하면 어지럼이 생기거나 줄어드는가?
❺ 어지럼을 느낄 때 다른 증상이 동반되는가?
❻ 지병이 있는가, 어떤 약을 복용하고 있는가?

어지럼을 호소하는 분들께 항상 이렇게 먼저 질문합니다. "어떤 식으로 어지러우세요?" 이 질문에 의외로 많은 분들이 대답을 머뭇거립니다. 그래서 질문을 구체적으로 다시 합니다. "천장이 빙글빙글 도나요?" 이 질문에 어떤 분은 격하게 공감하고 어떤 분은 고개를 갸웃합니다. 또 어떤 분은 속이 울렁거리고 체한 것 같은 느낌이 든다고 합니다. 이때 쓰러질 것 같다는 이야기를 환자 대부분이 빠뜨리지 않는 것으로 보아 '어지럽다'는 말을 제대로 서 있기 어렵다는 의미로 해석할 수도 있겠습니다.

의학적으로 어지럼을 표현할 때 현훈이라는 단어를 자주 사용합니다. 현훈은 어지럼 중에서도 주변이 팽이처럼 도는 느낌인 회전성 어지럼을 지칭하는 용어로 양쪽 귀에서 뇌로 오는 신호에 큰 차이가 있을 때 겪는 증상입니다.

아주 심한 어지럼이라고 하면 대부분 현훈으로 설명할 수 있습니다. 뇌의 신호 처리 과정이 정상이더라도 신호들 간에 큰 차이가 있을 때, 즉 귀의 기능에 문제가 있을 때 주로 겪는 어지럼입니다. 물론 모든 경우에 그런 것은 아니어서 검사를 통해 증상의 양상을 확인하는 과정을 반드시 거쳐야 합니다.

현훈과 조금 다른 증상으로 눈앞이 캄캄해지는 느낌(현기증)을 이야기하는 분도 있습니다. 시야가 좁아지면서 흐릿해지는 느낌 역시 어지럼증에서 흔히 겪는 증상입니다. 술에 취한 느낌이 든다, 걸을 때 한쪽으로 기울어진다, 머릿속이 멍하다, 머리가 '우리하다', 혹은 머리가 아리고 욱신욱신하다고 말씀하시는 분도 있습니다. 본인이 느끼는 증상이 이 중 하나에 해당되나요?

두 번째 질문은 "한번 생기면 얼마나 오래가는가?"입니다. 의사들은 대개 증상의 지속 시간을 3단계로 구분하여 질문합니다. ①몇 분, ②몇십 분에서 반나절, ③하루 종일 또는 며칠간 계속되는지를 확인합니다. 지속 시간에 따라 의심해야 할 질병이 달라지기 때문에, 증상이 발생한 시각과 없어지거나 약해진 시각을 적어놓는 것이 좋습니다. 구토를 하고 쓰러져서 눈도 뜨기 힘들다면 시각을 적을 여유가 없을 수도 있습니다. 그럼에도 3가지의 시간 분류 중 자신의 증상이 어디에 속하는지를 알면 의사들이 고려해야 할 질병의 범위가 좁아져 진단하는 데 도움이 됩니다. 증상이 언제 시작하는지도 모르겠고 끝날 것 같지도 않다는 것 역시 중요한 단서가 될 수 있습니다.

세 번째 질문은 "얼마나 자주 어지러운가?"입니다. 증상의 빈도를 묻는 것으로 두 번째 질문과 밀접한 연관이 있습니다. 며칠 동안 계속 어지러워서 내원한 분에게 얼마나 자주 어지럽냐는 질문은 의미가 없을 수도 있겠지만, 대부분의 환자는 처음으로 어지럼을 느낀 게 아니라 오래전에라도 비슷한 증상을 느꼈을 것입니다. 같은 증상을 어제도 겪었는지, 오늘만 다섯 번째 겪었는지, 1년 전에 한 번 느끼고 사라졌다가 다시 나타난 것인지 등 증상의 지속 시간과 빈도에 대해 의사에게 자세하게 설명하면 의사가 눈을 반짝이며 메모하는 것을 보실 수 있을 것입니다.

네 번째 질문은 "어떻게 하면 어지럼이 생기거나 줄어드는가?"입니다. 머리의 움직임에 따라 짧고 강한 증상이 생긴다면 이석증일 가능성을 제일 먼저 생각해봐야 합니다. 어떤 상황에서 증상이 나타나는지, 곧바로 어지럼이 사라지는지를 잘 기억해두어야 합니다. 예를 들어 큰 소리를 들을 때, 고개를 뒤로 젖힐 때, 귀 안에 찬바람이 닿을 때 어지럼이 나타나는지, 이러한 상황에서 벗어나면 곧바로 어지럼이 사라지는지, 기대어 앉거나 누우면 증상이 약해지는지와 같은 구체적인 내용을 의사에게 설명하는 것도 도움이 될 수 있습니다.

다섯 번째 질문은 "어지럼을 느낄 때 다른 증상이 동반되는가?"입니다. 어지럼이 느껴지기 직전에 또는 어지럼과 동시에 어떤 증상이 생기는지가 문제의 원인을 밝히는 좋은 단서가 되기도 합니다. 예를 들어 어지럼이 느껴지기 전에 한쪽 귀에서만 멍한 느낌이 든다면 메니에르병을 의심해보아야 합니다. 갑자기 안 들리거나 심한 이명이 생기면서 어지럼이 느껴진다면 돌발성 난청일 수 있습니다.

물론 이러한 증상이 있을 때 한 종류의 질병만 생각하고 속단해버리면 위험합니다. 어지럼과 난청 증상이 동시에 나타나는 경우만 해도 증상을 유발하는 수많은 원인이 있을 수 있다는 점을 꼭 명심해야 합니다. 어지럼과 함께 생기는 증상들을 의사에게 잘 설명한다면 문제를 찾아가는 과정이 훨씬 단축될 수 있습니다.

여섯 번째 질문은 "지병이 있는가, 어떤 약을 복용하고 있는가?"입니다. 의사와 환자 모두 진찰 시 기본적으로 점검해야 하는 사항입니다.

2장
어지럼증 진단을 위한 검사

자, 이제 지금 느끼고 있는 어지럼이 어떤 종류인지 감이 오시나요? 일단 무슨 과로 가서 어떤 의사를 만나야 할지, 의사에게 자신의 어지러운 증상을 어떻게 설명해야 할지는 아셨을 것입니다.

그런데 병원에 가서 증상을 열심히 설명하고 나면 의사가 평형 담당 기능을 평가하는 검사를 해보자고 할 것입니다. 어지럼증을 진단하기 위해서는 문제의 근원이 어디인지 정확한 위치를 찾아내는 것이 중요합니다. 그것을 찾아내지 못하면 문제가 저절로 해결되기를 기다리는 것 말고는 뚜렷한 방법이 없기 때문입니다. 어지럼이 심할 때 처방받는 전정 억제제는 정확한 전정 기능을 평가하는 데 방해가 되기 때문에 검사하기 며칠 전부터는 약물 복용을 중단해야 합니다. 제1부를 읽은 분들은 이제 의사가 어떤 기관을 검사하려고 할지 아시겠지요?

1. 전정 기능 검사란

전정 기능 검사는 말초 전정의 오작동 여부를 판단하는 검사입니다. 눈을 통해 얻는 움직임 정보를 보완하는 평형 기관이 우리의 몸, 특히 머리의 움직임 정보를 뇌로 잘 전달하는지를 파악하는 검사입니다.

양쪽 귀에 각각 평형 기관이 있는데, 이 기관에 3차원 회전을 감지하는 3개의 반고리관과 전정(수직 운동을 감지하는 구형낭, 수평 운동을 느끼는 난형낭)이 모여 있습니다. 평형 기관이 감지해서 전정 감각이라고 불리는 이 감각을 시각, 청각, 미각, 후각, 촉각 등 오감에 덧붙여 '육감'으로 부르자는 의견도 있습니다.

전정 감각에 대한 검사는 다양한 검사의 조합으로 구성되어 있습니다. 이 검사들의 조합이 무엇인지 살펴보겠습니다. 대부분의 검사는 안구의 움직임을 관찰하는 것부터 시작합니다. 평형 기관으로부터 전달된 각종 정보는 뇌의 중추신경계를 거쳐 안구의 움직임을 조절하는 데 긴요하게 사용됩니다. 눈동자가 어떻게 움직이는지를 관찰하면 평형 기관과 뇌의 상태를 간접적으로 확인할 수 있습니다.

안구의 움직임은 눈 주변에 부착한 전극을 통해 그래프로 기록됩니다. 더 정확히 파악하기 위해 카메라가 장착된 특수 고글을 환자에게 씌우기도 합니다. 그런데 왜 캄캄한 방에서 시야를 가리는 뚜껑이 달린 고글을 씌울까요? 평형 기관은 눈동자의 움직임에 관여하기는 하지만 사물을 주시할 때 사용하는 안구의 정상적인 시스템에 비해서는 움직임을 조절하는 영향력이 작습니다. 그렇기 때문에 주시로 인한 움직임의 감쇄를 막아 눈동자의 움직임을 더 정확하게 관찰하고자 하는 것입니다.

이제 고글의 뚜껑을 열어 앞이 보이도록 합니다. 캄캄한 방 안, 빨간 불빛이 눈앞에 나타납니다. 열심히 쳐다보라고 하지만 쉽지 않습니다. 왼쪽, 오른쪽 이리저리 왔다 갔다 하더니 어느 순간부터 아주 느리게 왕복하기 시작합니다. 이제는 불빛만이 아니라 내가 앉은 의자까지 윙윙 돌기 시작합니다. 다행히 속도가 빨라지기 전에 움직임이 멈춥니다. 이제 안전벨트(하네스)를 차고 벽 앞에 섭니다. 푹신한 바닥이 흔들리고 시야도 흔들립니다. 넘어질 것 같지만 어린 시절 타고 놀았던 보행기를 몇십 년 만에 다시 타는 듯한 느낌이 듭니다.

여러 검사를 거쳐 검사용 침대에 눕습니다. 귀에 이어폰 같은 것을 씌우고 어지럼이 느껴질 테니 준비하라고 단단히 겁을 줍니다. 뜨거운 바람(따뜻한 물), 찬바람(찬물)이 귀에 닿는 것 같더니 다시는 겪고 싶지 않았던 어지럼이 느껴집니다. 의자에서 떨어질까 봐 겁이 나지만, 이번에는 극한의 고통을 겪지는 않습니다.

많은 병원에서 시행하는 전정 기능 검사 방법을 환자 입장에서 재구성한 것입니다. 대체 무엇을 확인하기 위해서 이런 검사를 하는 걸까요? 전정 기능 검사의 목적이 어지럼을 다시 끌어내어 정확한 원인을 파악하려는 것이다 보니 어지럼증 환자 대부분이 이 검사를 두려워합니다. 특히 뜨겁거나 찬 바람 혹은 물을 외이도에 넣는 검사(온도 안진 검사)를 받고 나면 탈진하기도 하고 구역질 때문에 대화가 어렵기도 합니다.

이 검사가 특히 힘든 것은 실생활에서 접하기 힘든 자극을 통해 평형 기관의 극적인 변화를 일으키기 때문입니다. 다른 검사들이 양쪽 평형 기관을 동시에 자극하는 데 비해 이 검사는 온도 차를 이용해 한쪽 평형 기관을 심하게 자극합니다. 온도 차만으로 몸이 착각에 빠질 수 있다는 점이 허탈하기도 하지만, 이렇게 강한 어지럼을 느낀다는 것은 역설적으로 평형 기관(정확하게는 측반고리관)이 그만큼 건강하다는 뜻입니다.

반고리관의 주된 기능은 머리의 회전을 느끼고 그 신호를 뇌로 전달하는 것입니다. 좌우 반고리관은 항상 같은 강도의 신호를 전달하도록 되어 있습니다. 한쪽 귀에 온도 차에 의한 자극을 주면 아무런 신호가 없는 반대쪽 귀와 대비되어 뇌에서는 극심한 자극을 느껴 아주 심한 어지럼을 유발합니다. 만약 자극을 주는 전정의 기능이 심하게 저하되어 있다면 온도 자극에도 별 반응 없이 편안한 상태를 유지합니다. 안정된 반응을 보이는 게 꼭 좋은 것은 아니라는 뜻입니다.

전정 기능 검사에서는 균형 상태를 평가하기도 하지만, 반복적인 어지럼으로 인한 만성적인 전정 불균형과 같은 후유증도 확인할 수 있습니다. 검사 결과가 정상이라면 귀로 인한 어지럼증이 아닌 다른 원인, 예를 들어 편두통성 어지럼증이나 심인성 어지럼증을 의심해볼 필요가 있습니다. 반복적인 어지럼이 주기적으로 발생한다면 먼저 전정 기능에 문제가 있는지 확인해보아야 합니다.

2. 전정 기능 검사의 종류

고글을 쓰고 받는 검사들의 이름은 무엇인지, 각각 어떤 기능을 검사하는지 정리하겠습니다. 다음의 내용을 눈여겨봐 두면 검사할 때 어떤 기관의 기능을 확인하는지 알 수 있습니다.

(1) 안구 운동 검사(전기·비디오 안진 검사)

주로 전정 기능 검사라고 하며, 목표를 주시하는 눈동자의 움직임을 평가하는 안구 운동 검사Oculomotor Test입니다. 단속 운동, 시추적 운동, 시운동성 등을 평가합니다. 단속 운동 검사Saccade Test는 눈앞에서 빠르게 움직이는 빛을 눈동자로 따라가게 하며, 시추적 검사Smooth Pursuit Test는 느리게 움직이는 빛에 대한 반응을 확인합니다. 시운동성 안진 검사Optokinetic Test는 반복되는 자극(줄무늬)이 시야를 막을 때 눈동자의 움직임을 기록합니다.

　나이, 시력, 정신 상태 등에 따라 검사 결과가 달라지지만 중추 신경계에 생긴 문제를 발견할 수 있기 때문에 기본적으로 시행합니다. 전정 기능 이상으로 인한 안진을 파악할 수 있는 중요한 정보도 기록됩니다.

| 그림 2-1. 비디오 안진 검사 |

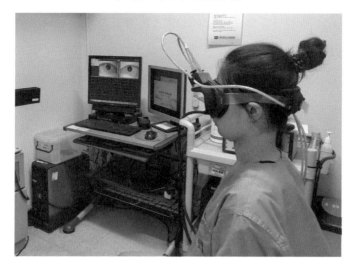

(2) 온도 안진 검사

칼로릭 검사Caloric Test로 더 잘 알려졌지만 정확한 명칭은 온도 안진 검사입니다. 체온과 다른 온도의 물이나 공기를 귀에 주입하면 머리가 회전할 때와 유사한 자극이 전정 기관에 가해집니다. 온도를 높이거나 낮추는 것에 따라 측반고리관의 강한 자극과 억제를 유발할 수 있는데, 머리가 회전할 때와 달리 한쪽 반고리관에만 자극을 주기 때문에 일상에서보다 강한 어지럼을 일으킵니다.

100년도 더 전에 로버트 바라니라는 의사가 개발한 이 검사는 전정 기능을 평가하는 대표적인 방법입니다. 바라니는 온도 변화로 반고리관의 림프액 밀도가 달라지면 중력에 의해 액체가 이동하는 것이 검사 원리라고 설명했습니다.

더 나은 설명을 찾기 어려울 정도로 설득력 있는 원리이지만, 1983년 우주 진입에 성공한 우주왕복선 컬럼비아호에서 온도 안진 검사를 무중력 상태에 있는 사람에게 시행하는 것에 성공함으로써 바라니의 이론을 반증했습니다. 액체를 이동시킬 중력이 없어도 검사는 동일하게 진행되었고 자극의 강도도 지상에서 검사를 시행했을 때와 동일하여 우주선 탑승자들이 검사 후에 매우 고생했다고 합니다.

| 그림 2-2. 온도 안진 검사 |

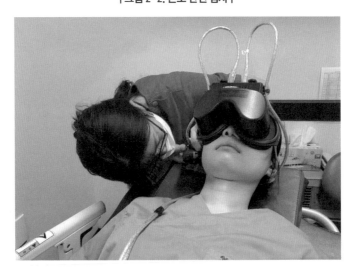

(3) 두부 충동 검사Video Head Impulse Test(v-HIT)

한 지점을 응시한 상태에서 머리를 짧고 강하게 움직인 후에 나타나는 눈동자의 움직임을 확인하는 검사입니다. 머리를 움직이는 방향에 따라 변화하는 3개의 반고리관(측반고리관, 후반고리관, 상반고리관) 상태를 하나씩 따로 평가할 수 있습니다.

양쪽 귀의 상태를 개별적으로 확인할 수 있기 때문에 온도 안전 검사와 병용하여 검사 결과를 보완합니다. 민감도는 다소 떨어지지만 검사 결과가 양성일 경우 정확도는 높은 편입니다.

| 그림 2-3. 두부 충동 검사 |

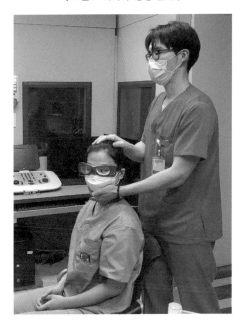

(4) 회전의자 검사Rotational Chair Test

환자가 앉은 의자를 회전해 측반고리관을 자극하면서 나타나는 안
구 반응을 평가하는 검사입니다. 양쪽 측반고리관에 서로 반대 방
향으로 자극을 가했을 때 측반고리관의 반응 속도와 강도를 평가
합니다. 정확한 결과를 얻기 위해 의자의 움직임을 정밀하게 조절
하는 시스템이 필요하므로 고가의 장비를 사용합니다.

| 그림 2-4. 회전의자 검사 |

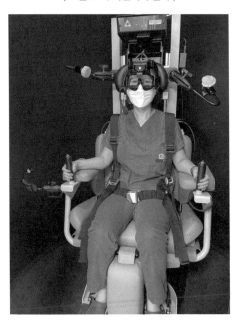

(5) 동적 자세 검사Dynamic Posturography

평형 유지에 필요한 3대 축(시각, 전정, 체감각)과 운동계를 통합적으로 검사하며, 바닥이 다양하게 움직이는 발판과 시각에 혼란을 주는 스크린을 사용합니다.

자극에 의해 넘어지는 일이 빈번하게 발생하고 이러한 자세를 측정하는 검사이므로 안전벨트를 착용합니다. 주변 환경의 변화에 대한 몸의 반응을 컴퓨터로 측정하여 분석하기 때문에 효과적인 전정 재활 치료 계획 수립에 도움이 됩니다.

| 그림 2-5. 동적 자세 검사 |

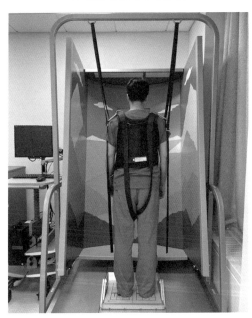

(6) 전정유발근전위Vestibular Evoked Myogenic Potential(VEMP) 검사

소리에 대한 이석의 반응을 목과 눈의 근육에서 측정하는 검사입니다. 목과 눈 주위에 전극을 붙이고 소리 자극을 주면 난형낭과 구형낭의 반응이 전극에 기록됩니다. 이 기록을 분석해 이석의 기능 상태를 측정합니다.

| 그림 2-6. 전정유발근전위 검사 |

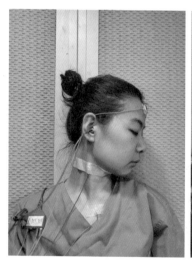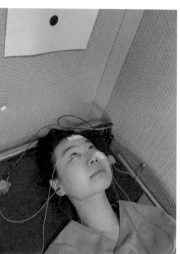

(7) 주관적 시수직 및 시수평Subjective Visual Vertical & Horizontal 검사

전정 기능에 문제가 생기면 평형 감각이 왜곡되어 환자가 지각하는 수평과 수직의 기준이 기울어집니다. 깜깜한 상태에서 환자가 생각하는 수직선과 수평선을 만들어보게 한 뒤 이것이 수평, 수직의 기준에서 어느 정도 벗어나는지를 확인하여 평가합니다.

| 그림 2-7. 주관적 시수직 검사 |

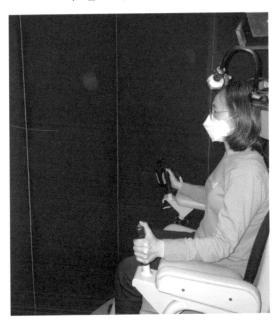

(8) 전기와우도 검사 Electrocochleography(ECoG)

소리 자극에 대한 달팽이관의 반응을 고막과 외이도에서 직접 측정하는 검사입니다. 메니에르병의 진단과 경과 확인에 매우 유용합니다.

| 그림 2-8. 전기와우도 검사 |

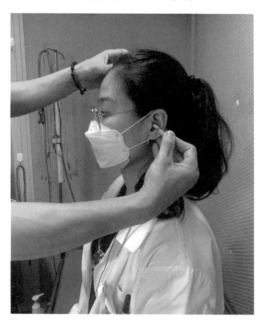

(9) 청성 뇌간 반응 검사 Auditory Brainstem Response

소리 자극이 청신경과 뇌로 전달되는 과정을 뇌파로 분석하는 검사입니다. 이 검사로 청력 역치를 객관적으로 파악할 수 있고 달팽이관 주위에 문제가 있을 때 생기는 후미로성 병변을 확인하기도 합니다. 역치는 자극에 대한 반응을 일으키는 데 필요한 최소한도의 자극 세기를 나타내는 수치입니다.

| 그림 2-9. 청성 뇌간 반응 검사 |

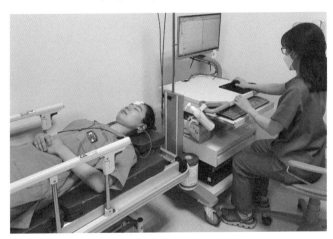

지금까지 정리한 내용은 평형 기관의 기능을 평가하는 검사로, 해당 검사와 CT 및 MRI 검사를 함께 진행합니다. 그런데 귀를 검사할 때 왜 MRI를 찍어야 할까요? 앞에서 이야기한 것처럼 평형 기관의 기능을 담당하는 중추신경계에 이상이 있는지를 확인하기 위해서입니다.

중이염이나 미로염, 측두골 골절과 같이 평형 기관에 영향을 주는 다른 질환들을 감별하기 위해서 MRI 검사를 하기도 합니다.

"어지럼의 이해와 어지럼증 진단 검사" 정리

➕ 어지럼 증상을 설명할 때는 정확하게 표현하는 것이 중요
합니다. 어떤 식으로, 얼마나 오랫동안, 얼마나 자주, 어떤
상황에서, 어떤 증상이 함께 나타나는지를 잘 기억해두어
야 합니다.

➕ 평형 기관의 문제를 파악하기 위해 안구 운동 검사, 온도
안진 검사, 두부 충동 검사, 회전의자 검사, 동적 자세 검
사, 전정유발근전위 검사, 주관적 시수직 및 시수평 검사,
전기와우도 검사, 청성 뇌간 반응 검사 등 다양한 검사를
시행합니다.

제3부

귀에서 시작되는 어지럼증

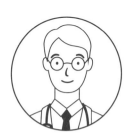

어지럼은 특정 질병을 가리키는 말이 아니라 증상을 표현하는 말입니다. 여러 질환이 어지럼을 일으킬 수 있고 어지럼이 있을 때 의심해봐야 할 귀 관련 질환도 다양합니다.

제3부에서는 귀에서 어지럼을 일으키는 대표적인 질환인 전정 신경염, 메니에르병, 이석증이 어떤 병이고 어떻게 치료해야 하는지에 대해 이야기합니다. 또한 직접적인 귀의 질환은 아니지만 흔하게 어지럼을 일으키는 편두통성 어지럼증, 심인성 어지럼증에 대해서 설명하겠습니다.

1장
전정 신경염: 귀가 걸리는 감기

전정과 세반고리관을 뇌와 연결하는 전정 신경에 염증이 생겨 심한 어지럼이 나타나는 질환이 전정 신경염Vestibular Neuritis입니다. 전정 신경염 발병 시 갑작스럽게 한쪽 귀의 평형 기관을 담당하는 전정 신경의 기능을 일부 또는 전부 잃으면서 수일 이상의 장기적인 어지럼과 안진이 나타납니다.

전정 신경염은 안면 신경 마비나 청신경이 망가져서 생기는 돌발성 난청Idiopathic Sudden Sensorineural Hearing Loss과 유사한 질환입니다.

| 그림 3-1. 전정 신경의 위치 |

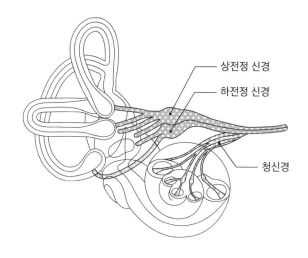

상전정 신경
하전정 신경
청신경

1. 전정 신경염의 증상과 원인

전정 신경염 환자가 이야기하는 어지러운 경험은 다음과 같습니다. "갑자기 빙글빙글 도는 어지럼이 시작되더니 어지럼이 가시질 않는다. 몸이 한쪽으로 기울고 쓰러진다. 식사를 못 한다. 눈을 뜰 수가 없다. TV나 컴퓨터 모니터를 보기가 불편하고 독서를 하기도 힘들다. 운전이 어렵고 걷다가 이리저리 넘어질 것 같다."

전정 신경염이 한쪽 전정에 생겨 평형 담당 기능이 저하되면, 눈동자가 벌벌 떨리는 자발 안진Spontaneous Nystagmus이 나타나 눈을 뜨지 못할 정도로 어지럼이 심하게 느껴지고 사물을 제대로 바라보기 어렵습니다. 염증이 생긴 쪽으로 몸이 기울어져 쓰러질 것 같은 느낌을 받다가 심한 어지럼과 구역, 구토가 며칠 동안 계속되어 일상생활이 불편한 지경에 이릅니다. 이렇게 심한 경우에는 잠시 입원 치료를 받는 것이 좋습니다. 전정 신경염의 어지럼은 하루 종일에서 수일 동안 계속되며 일주일가량 지나면 걸을 수 있을 정도가 되고 1~3개월 전후로 대부분 완전히 회복됩니다.

전정 신경염은 안면 신경이 망가져서 생기는 안면 신경 마비 또는 청신경이 망가져서 생기는 돌발성 난청과 유사하다고 설명한 바 있습니다. 그래서 3가지 질환의 원인도 비슷합니다. 전정 신경염의 첫 번째 원인은 바이러스 감염입니다. 남녀 차이는 없으며 기온 변화가 심한 환절기에 빈발합니다. 전정 신경염이 발병하기 수일에서 수주 전에 상기도 감염의 병력이 흔하게 나타납니다. 환자가 빈번하게 발생하는 곳이 일정 지역에 국한되어 있기도 하며, 내이도 신경염 발병 시 수술로 병변을 확인했을 때 바이러스가 검출되는 경우도 많습니다.

두 번째 원인은 허혈, 즉 혈액 순환 장애입니다. 전정이 혈행 공급(전정 동맥)을 제대로 받지 못하기 때문에 손상이 발생해 신경염이 생긴다는 것입니다. 특히 당뇨, 고혈압과 관련되어 나타나며, 눈, 귀, 신장과 손끝, 발끝 중 혈액 순환이 좋지 않은 곳이 망가지는 것과 같은 원리라고 설명하기도 합니다.

| 그림 3-2. 정상적으로 동일한 어지럼 신호가 있는 상태 |

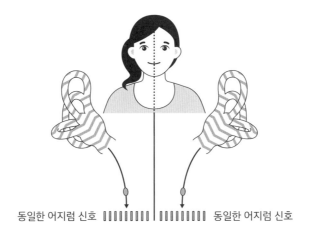

동일한 어지럼 신호 ||||||||||| | ||||||||||| 동일한 어지럼 신호

| 그림 3-3. 한쪽의 어지럼 신호가 없는 상태 |

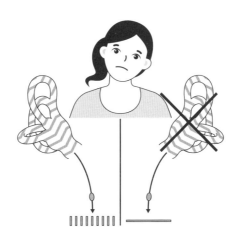

전정 신경염이 생긴 귀 쪽으로 몸이 기우는 느낌을 받습니다.

2. 전정 신경염의 진단

먼저 환자에게 언제 어지럼이 발생했는지, 얼마나 심한지, 얼마 동안 지속되는지, 그리고 무슨 일을 하다가, 무슨 동작을 취하다가 생겼는지 등을 물어봅니다. 의식 소실은 없었는지, 손발이나 다리의 마비, 감각 저하, 두통, 흉통, 시야 변화 등에 대해서도 확인합니다. 어지럼의 양상은 어떤지, 구역이나 구토가 얼마나 심한지, 걸을 수는 있는지, 청력의 변화가 있는지도 상세하게 물어봅니다.

또한 외상, 고혈압·당뇨·뇌 병변 혈관 질환, 복용하는 약에 관해서도 알아보고 근래에 찍은 뇌 CT나 MRI 등의 결과도 확인합니다. 고막과 청력 상태도 기본적으로 검사합니다. 그 자리에서 비디오 안진 검사를 시행해서 안진을 관찰하고 어지럼이 나타나는지를 살펴봅니다.

과거에는 안진을 관찰하기 어려웠지만 지금은 안경처럼 생긴 검사 도구인 비디오 안진 검사기를 눈에 쓰고 여러 자세로 눕거나 돌아누우면서 어지럼이 생기는 것을 관찰할 수 있습니다. 어느 세반고리관에 이상이 있는지, 증상이 얼마나 심한지도 확인할 수 있습니다.

비디오 안진 검사는 전정 신경염이나 이석증을 빠르게 진단해서 치료를 진행할 수 있게 해주는 중요한 검사입니다. 다른 추가 검사들은 비용이 더 들고 검사 대기 기간이 길어서 치료 시작까지 시간이 걸리는 단점이 있습니다. 하지만 평형 담당 기능이 저

| 도표 3-1. 회전의사 검사 결과지 1 |

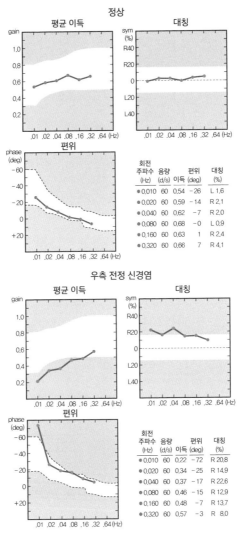

정상

평균 이득

회전 주파수 (Hz)	음량 (d/s)	이득	편위 (deg)	대칭 (%)
● 0.010	60	0.54	−26	L 1.6
● 0.020	60	0.59	−14	R 2.1
● 0.040	60	0.62	−7	R 2.0
● 0.080	60	0.68	−0	L 0.9
● 0.160	60	0.63	1	R 2.4
● 0.320	60	0.66	7	R 4.1

우측 전정 신경염

평균 이득

회전 주파수 (Hz)	음량 (d/s)	이득	편위 (deg)	대칭 (%)
● 0.010	60	0.22	−72	R 20.8
● 0.020	60	0.34	−25	R 14.9
● 0.040	60	0.37	−17	R 22.6
● 0.080	60	0.46	−15	R 12.9
● 0.160	60	0.48	−7	R 13.7
● 0.320	60	0.57	−3	R 8.0

우측 전정 신경염 환자 검사 결과에서 우측 회전의자 검사 이상이 관찰됩니다. 한쪽 평형 담당 기능이 손상된 전정 신경염에서는 회전의자 검사상 일측 전정 기능 편위, 일측 평형 담당 기능의 저하 등이 나타납니다. 위나 아래로 치우치지 않고 흰 배경 안으로 결괏값이 들어와야 정상입니다.

| 도표 3-2. 회전의자 검사 결과지 2 |

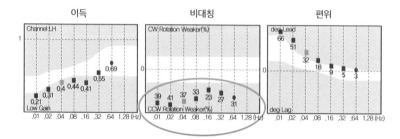

좌측 전정 신경염 환자 검사 결과에서 한쪽으로 치우친 비대칭 반응이 관찰됩니다.

| 도표 3-3. 온도 안진 검사 결과지 |

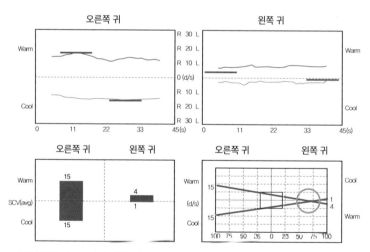

좌측의 반응이 감소해서 좌측 전정의 기능 저하가 있음을 확인할 수 있습니다. 이는 전정 신경염의 검사 결과로 71% 기능 저하가 나타난 경우입니다.

하된 정도와 회복된 정도 등을 판단하기 위해서는 다양한 어지럼 검사가 필요합니다. 각종 기능 검사를 통해 오른쪽, 왼쪽의 평형 담당 기능의 차이를 측정할 수 있습니다. 이러한 검사도 전정신경염의 진단에 도움이 됩니다. 먼저 회전의자 검사를 시행해보면 한쪽의 평형 담당 기능이 저하된 것을 관찰할 수 있습니다.

또 다른 검사인 온도 안진 검사는 전정 신경염을 가장 정확하게 진단합니다. 양쪽 외이도에 온도 차가 있는 바람이나 물을 넣어 양쪽 귀에서 어지럼을 일으키고 평형 담당 기능을 측정하는 검사입니다.

전정유발근전위 검사를 시행해보면 온도 안진 검사와 같이 병변쪽 평형 담당 기능의 저하를 확인할 수 있습니다.

| 도표 3-4. 전정유발근전위 검사 결과지 |

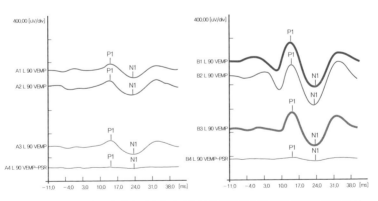

좌측 전정 신경염 환자의 검사 결과에서 좌측의 반응이 우측에 비해 저하된 것이 관찰됩니다.

| 그림 3-4. 청신경 종양 감별을 위한 MRI 검사 |

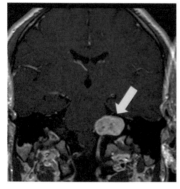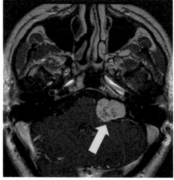

뇌종양 · 청신경 종양 감별은 물론이고 혹시 모를 뇌 질환, 뇌혈관 질환 등을 확인하기 위해서라도 뇌 MRI 검사가 필요합니다.

3. 전정 신경염의 진행 경과 및 치료

심한 어지럼은 70% 정도의 환자에게서 일주일 이내에 경감됩니다. 신체 동요 및 주관적인 불편은 환자의 약 60%에서 3개월간, 약 50%에서 1년간, 약 25%는 5년 이상 느끼기도 합니다. 자발 안진은 발병 후 1개월이면 현저히 감소하지만, 안진 검사상으로는 1년이 지나도 환자의 10~50%에서 여전히 나타납니다. 온도 안진 검사를 해보면 발병 후 약 1년이 지났을 때 56% 정도가 완전 정상화, 29~30%는 부분적인 회복, 9~22%는 반사 소실 상태로 관찰되며 3~5년이 경과하면 거의 모든 환자가 회복합니다.

이러한 회복 과정은 안면 신경 마비의 회복 과정과 비슷합니다. 안면 신경 마비 환자의 얼굴은 대부분 시간이 지나면 정상으로 돌아옵니다. 장기간 혹은 영구적인 안면 신경의 기능 저하 및 합병증으로 어려움을 겪는 환자도 물론 있습니다. 이와 마찬가지로 전정 신경염도 1년 내에 60%가 넘는 환자들의 평형 담당 기능이 완전히 회복되지만, 일부 환자에게는 어지럼 불균형이 남아 있습니다. 전정 신경병증은 환경 및 환자의 상태에 따라 악화와 호전을 반복하면서 후유증을 남기기도 합니다.

전정 신경염 초기의 주요한 치료제는 스테로이드로, 이는 망가진 신경의 회복을 위해서 쓰는 약입니다. 스테로이드 복용 시 나타날 수 있는 위장관 장애가 걱정된다면 입원하여 스테로이드 주사 처방을 받아도 됩니다. 다만 처방법에 상관없이 얼굴이 벌개지고 당이 오르며 밥맛이 좋아지고 살이 찌는 등의 부작용을 감수해야 합니다.

또 다른 치료제가 항바이러스제입니다. 이는 바이러스 감염으로 인한 전정 신경염에 사용되며, 흡수율이 떨어지기 때문에 주사로 맞는 것이 더 효과가 좋습니다. 감염된 바이러스 종류에 따른 치료 방법이 정교해지면 항바이러스제의 위력이 높아지리라 생각합니다.

어지러운 증상을 완화하기 위해 전정 기능 억제제를 사용할 수 있습니다. 이러한 전정 기능 억제제는 중추계의 보상을 저해할 수 있으므로 단기간 사용해야 하고, 필요에 따라 복용하는 것이 좋습니다. 신경안정제, 어지럼 약 등은 적게 쓰면 어지럼이 조절되지 않고 많이 쓰면 졸리거나 무력감이 생기며 중독성이 심해질 수 있어서 중용을 지키는 것이 현명합니다. 이때 중추계의 보상을 '전정 보상'이라고도 합니다. 자세한 내용은 제6부를 참고하시기 바랍니다.

처음 어지럼이 발생하고 일주일 정도 지나면 어지럼은 대부분 사라집니다. 입원을 했다면 퇴원하고 이후에는 약물 치료를 줄이면서 전정 재활을 시작합니다. 이 시기에는 자발 안진이 멈추고 어지럼이 감소하지만, 운전을 하거나 걸을 때 매우 주의해야 합니다. 전정 재활 운동은 눈으로 목표를 잘 주시할 수 있도록 하고 평형을 유지하는 능력을 향상합니다.

4. 자가 측정 방법

어지럼 정도를 직접 측정해볼 수 있는 설문지입니다. 점수가 높을수록 어지럼 정도가 높은 것입니다(한규철 등, 〈한국어 번역판 어지럼 척도 표준화 연구〉, 《대한 평형의학회지》, 제3권 2호, 2004; 307-25).

| 도표 3-5. 어지럼 정도 자가 측정 설문지 Dizziness Handicap Inventory(DHI) |

이 설문지의 목적은 어지럼으로 인한 증상 때문에 당신이 경험하는 어려움을 파악하는 것입니다. 각 항목에 대해 '항상', '가끔', '없다'로 답변해주십시오.	총 100점 • P: 신체적(28점) • E: 감정적(36점) • F: 기능적(36점)		
		항상 (4)	가끔 (2)	없다 (0)
P1	위를 쳐다보면 증상이 심해집니까?			
E2	증상 때문에 좌절감을 느낍니까?			
F3	증상 때문에 출장 또는 여행에 제한을 받습니까?			
P4	슈퍼마켓이나 시장 통로를 걸어가면 증상이 심해집니까?			
F5	증상 때문에 잠들거나 깨는 것이 어렵습니까?			
F6	증상 때문에 외식, 모임 참석 등의 사회생활에 제한을 받습니까?			
F7	증상 때문에 글을 읽는 것이 어렵습니까?			
F8	운동, 춤, 청소나 설거지와 같은 몸을 더 움직여야만 하는 일을 할 때 증상이 심해집니까?			
E9	증상 때문에 혼자 외출하는 것이 두렵습니까?			
E10	증상 때문에 다른 사람들 앞에서 당황한 적이 있습니까?			
P11	머리를 빨리 움직이면 증상이 심해집니까?			
F12	증상 때문에 높은 곳을 피합니까?			
P13	잠자리에서 돌아누울 때 증상이 심해집니까?			
F14	증상 때문에 집안일을 하기가 어렵습니까?			
E15	증상 때문에 다른 사람들에게 술에 취했다고 오해를 받을까 걱정됩니까?			
F16	증상 때문에 혼자 산책하는 것이 어렵습니까?			
P17	길을 따라 걸을 때 증상이 심해집니까?			
E18	증상 때문에 집중하기가 어렵습니까?			
F19	증상 때문에 어두운 밤에 집 주변을 걸어 다니는 것이 어렵습니까?			
E20	증상 때문에 집에 혼자 있는 것이 걱정됩니까?			

E21	증상 때문에 스스로 장애가 있다고 느낍니까?		
E22	증상 때문에 가족이나 친구들과의 대인 관계에 스트레스를 느낍니까?		
E23	증상 때문에 우울합니까?		
F24	증상 때문에 직장 일이나 집안일에 지장을 받습니까?		
P25	몸을 굽히면 증상이 심해집니까?		

5. 전정 신경염 환자가 일상생활에서 실천해야 할 것

❶ 스트레스를 받는 상황을 피해 적당한 휴식과 수면을 취하세요.

❷ 염분 섭취를 줄이고 특히 고혈압이 있으면 적절히 섭취량을 조절하세요.

❸ 과로, 과음을 피하고 커피, 콜라, 담배 등 신경 자극 물질을 피하세요.

❹ 혈액 순환을 돕도록 매일 운동하세요.

❺ 과도한 진정제, 수면제 복용을 피하세요.

  (장기간 어지럼에 시달렸거나 고령인 경우, 어지럼이 일시적으로 호전되는 진정제를 장기간 복용하기도 합니다. 장기간의 약물 오남용은 만성적인 전정 기능 억제 상태나 기능의 불균형을 초래하므로 주의해야 합니다.)

❻ 어지럼이 생기는 이유를 이해하고 검사를 통해 위험한 요인이 없다는 것을 확인하면 두려워하지 말고 의사의 조언과 처방을 따르세요.

"전정 신경염" 정리

➕ 한쪽 전정 신경의 기능이 저하되어 장기적인 어지럼과 안진이 나타납니다.

➕ 갑자기 어지럼이 시작되거나 장기간 지속될 때, 자세가 한쪽으로 기울고 쓰러질 때, 심한 어지럼과 구토가 계속되어 식사를 못 할 때, 자발 안진이 나타나서 눈을 뜰 수가 없거나 TV, 컴퓨터, 책을 보기 어려울 때와 같이 어지럼이 심할 경우에는 운전 혹은 보행 시 발생할 수 있는 사고를 조심해야 합니다.

➕ 초기에는 안정제를 투여하여 증상을 완화한 후 전정 재활 운동을 통해 어지럼에 적응하도록 합니다.

➕ 심한 어지럼이 며칠간 지속될 경우에는 입원하여 치료받는 것이 원칙입니다.

➕ 전정 신경염 초기 주요한 치료제는 스테로이드제와 항바이러스제입니다.

2장
메니에르병: 귀 고혈압

메니에르병Meniere's Disease이란 귀 먹먹함, 저음역 난청, 이명, 발작적 어지럼 등 4가지 증상이 나타나는 내이 질환입니다. 이 질환은 주로 한쪽 귀에만 생기지만, 양쪽 귀에서 동시에 발생할 수도 있으며 40대 전후의 연령층에서 가장 많이 나타납니다.

어지럼은 주변이 빙빙 도는 느낌과 몸의 휘청거림, 속이 메스껍거나 토하는 증상을 동반하며 20분 이상에서 길게는 12시간까지 지속됩니다. 병변이 있는 귀의 이명과 먹먹함 증가는 어지럼 발작의 전조 증상입니다.

1. 메니에르병의 기전

프로스페르 메니에르 박사는 1838년부터 파리 국립농아연구소 장을 지내면서 난청을 앓던 사람 중 어지럼이나 이명을 호소하는 사람을 많이 진료했습니다.

그는 건강해 보이던 사람이 갑자기 어지럼 발작, 구토, 난청, 이명, 안면 창백, 발한이 생기는 것을 관찰했습니다. 환자는 뇌와 소화기에도 이상이 없고, 고막과 중이도 정상이었습니다. 수개월에서 1년에 걸쳐 어지럼은 호전되었지만 난청과 이명이 사라지지 않는 환자들이 있었습니다. 그중에는 어지럼 증상이 재발하기도 했습니다. 메니에르는 이러한 어지럼의 원인을 청각 기관 장애라고 추측했습니다. 모든 의사가 어지럼의 원인이 뇌 이상이라고 단정했던 것과 다른 관점에서 접근한 것입니다.

한 소녀가 겨울밤에 마차를 타고 이동하다가 극심한 추위 때문에 갑자기 농(전혀 안 들리는 상태)이 되어 메니에르의 병원에 입원했습니다. 심한 어지럼이 있었고 조금이라도 움직이면 구토를 했습니다. 입원 5일 후 소녀가 갑자기 사망해 부검했으나 대뇌, 소뇌, 척수에는 이상이 없어 소녀의 내이를 세밀히 관찰했습니다. 이때 발견한 유일한 병변은 소녀의 세반고리관에 가득 고인 붉은색 반고형 물질, 즉 일종의 혈액 삼출물이었습니다.

메니에르는 발작적 어지럼과 난청의 원인이 뇌의 병변에만 있는 것이 아니고, 내이의 병변에도 있을 수 있다는 연구 결과를 발표했습니다. 내이 병변이 청각 질환을 일으켜 어지럼과 난청을 유발할 수도 있다는 것입니다. 그의 연구는 어지럼 분야에서 귀의 중요성을 강조하는 역사적 계기가 되었습니다. 이후 이비인후과 의사들이 메니에르의 이름을 따 발작적 어지럼 증상이 나타나는 병을 메니에르병이라고 명명했습니다.

빈센트 반 고흐도 메니에르병을 앓았다는 연구 보고가 많습니다. 귀 자해 사건이 발생한 직후 고흐는 조현병으로 진단받고 생폴병원에서 치료를 받았습니다. 당시에 메니에르병은 잘 알려지지 않은 병이어서, 오진되었을 가능성이 높습니다. 만약 고흐가 정말로 메니에르병 환자였다면, 사망할 때까지 엉뚱한 치료를 받으며 극심한 이명과 반복적인 어지럼으로 고통받았을 것입니다.

2. 메니에르병의 원인

메니에르병의 주증상은 귀 먹먹함, 청력 감소, 이명, 어지럼입니다. 내이 속에는 내림프액이라는 액체가 있는데, 이 내림프액의 순환이 잘 이루어져야 귀가 제 기능을 할 수 있습니다. 내림프액 순환이 잘되지 않아 내이 압력이 높아지는 것이 메니에르병의 원인입니다. 내이 압력이 높아지면 달팽이관과 평형 기관이 부어 내이의 기능에 장애가 생기고 발작과 회복이 반복됩니다.

내이가 부은 상태를 내림프 수종Endolymphatic Hydrops이라고 합니다. 내림프 수종은 달팽이관 내부의 압력이 올라가서 달팽이관이 부풀어 올라 문제가 생기는 것으로, '귀 고혈압'이라고 설명할 수 있습니다. 내림프 수종의 큰 원인 중 하나가 소금, 설탕, 나트륨 등을 과도하게 섭취하는 식습관이기 때문입니다.

내림프 수종은 달팽이관이 부푸는 정도에 따라 증상이 변합니다. 처음에는 귀가 먹먹하고 귀에 물이 찬 것 같은 느낌이 들다가, 달팽이관의 압력이 높아지면 수종이 심해지면서 청력이 떨어집니다. 달팽이관의 압력이 더욱 높아지면 수종이 터질 듯한 상태가 되거나, 실제로 터질 경우 갑자기 심한 어지럼이 발생합니다. 20분 이상, 12시간 이하의 빙빙 도는 심한 어지럼과 함께 구역질이 나거나 구토를 합니다. 심한 경우에는 의식은 멀쩡한데 갑자기 중심을 잃고 넘어지면서 머리를 다치기도 합니다.

내림프 수종 외에도 혈액 순환 장애, 바이러스성 감염, 갑상선

| 그림 3-5. 내림프 수종 |

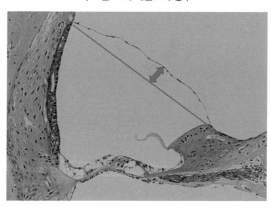

내림프 수종은 달팽이관의 중간계가 부풀어 올라서 압력이 높아진 상태를 말합니다.

| 그림 3-6. 정상 상태와 메니에르병 상태 비교 |

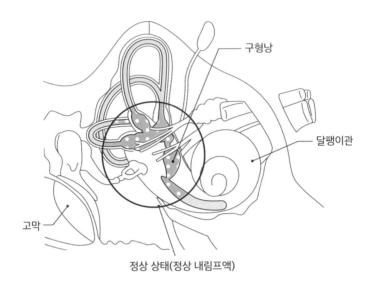

구형낭

달팽이관

고막

정상 상태(정상 내림프액)

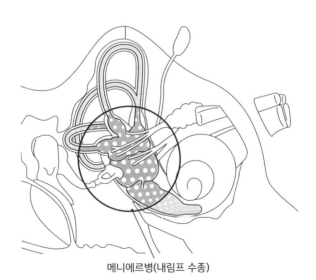

메니에르병(내림프 수종)

내림프액이 흐르는 평형 기관과 달팽이관이 정상 상태에 비해 팽창되어 있습니다.

기능 저하, 만성 중이염, 외상, 매독, 자가 면역 질환 등으로 인해 평형 기능과 청각 기능을 담당하는 기관에 문제가 생겨 달팽이관 속에 있는 막이 터지면, 메니에르병이 발병합니다.

3. 메니에르병의 진단

(1) 순음 청력 검사 Pure Tone Audiometry(PTA)

저음, 중간음, 고음 등 모든 주파수 영역의 청력을 확인하는 검사입니다. 메니에르병의 초기 증상인 급성 저음역 난청은 순음 청력 검사상 저음역 영역(125, 250, 500Hz)의 청력 소실이 30dB 이상인 것으로 나타납니다. 이때 고음역 영역(4000, 6000, 8000Hz)의 청력은 정상일 수 있습니다. 급성 저음역 난청이 심해지면 메니에르병도 악화됩니다.

(2) 전기와우도 검사

달팽이관의 압력을 측정하기 위하여 전기와우도 검사를 시행합니다. 정상 압력 수치는 0.2 이하이며, 메니에르병 환자의 압력 수치는 0.35~0.38 이상입니다. 각 병원 전정 검사실의 기준에 따라 정확한 수치는 약간씩 다를 수 있습니다.

(3) 전정유발근전위 측정

달팽이관과 연결된 전정의 압력을 재기 위해 전정유발근전위를 측정합니다. 좌우 전정의 평형 담당 기능을 확인하는 것인데, 메니에르병 초기에는 압력이 높아 측정값이 높아졌다가 병이 진행되면서 다시 떨어지기도 합니다.

(4) 세반고리관 기능 검사

달팽이관에 연결된 세반고리관의 기능을 측정하는 검사로 평형 담당 기능과 밀접한 연관이 있습니다. 메니에르병이 상당히 진행되어 어지럼이 나타나는 현상은 한쪽 세반고리관의 기능이 떨어지면서 양쪽 귀의 세반고리관 기능에 차이가 생긴 것입니다.

질환이 급성 저음역 난청에서 메니에르병으로 진행될수록 ①청력 검사, ②ECoG, ③VEMP, ④온도 안진 검사의 값이 변합니다. 따라서 검사 결과를 비교해보면 병이 어느 단계까지 진행되었는지를 추정할 수 있습니다.

| 그림 3-7. 메니에르병 검사 위치 |

세반고리관:
온도 안진 검사

전정: VEMP

달팽이관: 청력 검사,
ECoG

정상   메니에르병

| 도표 3-6. 메니에르병 검사 결과 비교 |

	저음역 난청			메니에르병
온도 안진 검사	–	–	–	↓
VEMP	–	↑	↓	↓↓
ECoG	–	↑	↑↑	↑↑↑
PTA, 청력 검사	↓	↓↓	↓↓↓	↓↓↓↓

4. 메니에르병의 초기 증상, 급성 저음역 난청

가청 영역 중 저주파에 집중되어 발생하는 급성 저음역 난청은 돌발성 난청의 한 아형입니다. 메니에르병 환자는 주로 난청보다는 귀 먹먹함, 이명, 청력의 변화 때문에 내원하는 경우가 많아서, 대부분 난청을 감기나 삼출성 중이염의 초기 증상으로 오인하기도 합니다. 급성 저음역 난청의 예후는 양호하지만 임상 경과 중 재발이 비교적 흔합니다.

급성 저음역 난청의 치료 방법으로는 청력 개선을 위한 고용량 스테로이드 요법과 메니에르병으로의 이행을 방지하기 위한 이뇨제 치료법이 있습니다. 이 증상은 저주파수의 청력 변동이 먼저 나타나고 회전성 어지럼은 동반하지 않는 경우가 많아, 메니에르병의 초기 증상이라고 보는 것이 가장 정확합니다.

일반적으로 노인성 난청, 소음성 난청, 이독성 난청 등 대부분의 난청에서 양쪽 귀의 대칭적인 고음역대 난청이 나타납니

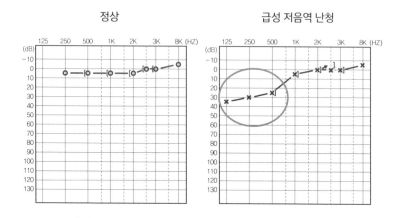

우측 청력도에서 저음이 35dB로 떨어지는 것을 관찰할 수 있습니다.

다. 반면 메니에르병이나 급성 저음역 난청에서는 저음역대 난청이 나타납니다. 질병에 따라 청력 손상 형태가 다를 수 있는 것입니다.

5. 메니에르병의 증상

메니에르병 환자는 귀가 먹먹하여 답답하다, 청력이 떨어진 것 같다고 자신의 증상을 설명합니다. 청력이 떨어지니 이명을 호소하기도 하며 스트레스나 과로 때문에 증세가 심해지는 것 같다고도 말합니다. 과거에 비슷한 증세가 있었다고 이야기하는 환자도 많습니다. 이처럼 어지럼 없이 나타나는 증상을 가볍게 여기고 지나치는 경우가 많은데, 난청이 있는 곳에 이명이 있고 청력이 망가지는 곳에 귀울림이 있으니 주의해야 합니다. TV, 라디오, 전선이 망가지면 잡음이 나는 것과 같은 이치입니다.

어지러울 때는 자율 신경계가 영향을 받습니다. 이때 생기는 증상으로는 '속이 느글거린다, 토할 것 같다, 체한 것 같다, 안면이 창백해지고 식은땀이 난다, 심장이 두근두근하다' 등이 있습니다. 심한 구토가 있다면 탈수 증상이 일어나고 식사가 어려우며, 심한 경우 사레가 들기도 합니다.

이런 때에는 잠시 입원 치료를 받는 것도 좋은 방법입니다. 자율 신경계뿐만 아니라 소리를 듣는 달팽이관에도 영향을 미칠 수 있기 때문에 이비인후과 상담과 자세한 검사가 반드시 필요합니다. 이런 증상은 식이 조절, 이뇨제 등으로 호전되었다가도 저음역 청력이 떨어지면서 반복적으로 재발합니다.

청력이 계속 저하되면 달팽이관, 즉 청각 기관의 영구적인 손상으로 이어져, 청력을 회복하기 어려워집니다. 이후 청력 저하가 저음역부터 중간 주파수와 고음역까지 진행되어 청력이 전체적으로 손상되기 시작합니다. 설상가상으로 청력이 망가지면서 어지럼이 더 심해지기도 합니다.

6. 메니에르병의 치료

기본적으로 약물 치료를 진행하며 메니에르병의 근본 원인인 내림프 수종을 치료합니다. 사용하는 약물로는 이뇨제, 스테로이드, 베타히스틴, 이독성 약물이 있습니다.

이뇨제는 아침에 복용하는 것이 좋고 복용 초기에는 소변량이 증가할 수 있습니다. 이뇨제가 체내에서 나트륨을 빼내는 역할을 하며, 이때 소변량이 같이 증가하는 것입니다. 과거에 살을 빼려고 이뇨제를 남용하는 사례가 많았습니다. 실제로 이뇨제를 장복하면 체중이 줄어드는 효과가 있지만, 소변을 만드는 콩팥에 무리가 갈 수 있습니다. 이뇨제를 사용할 때는 물을 많이 마시고 바나나와 같이 칼륨과 포타슘이 많은 과일을 먹는 것이 좋습니다.

청력이 떨어지면 고용량 스테로이드를 복용해 청력을 회복시킵니다. 청력은 한번 망가지면 다시는 돌아오지 않을 수 있기 때문에 초기에 빨리 회복시키는 것이 좋습니다. 어지럼 급성기에는 오심, 구토 등을 억제하고 어지럼을 완화하기 위해 진정제, 안정제, 어지럼 약 등을 사용합니다.

어지럼이 올까 봐 두려워서 비상 약을 늘 휴대하고 다니는 사람들이 있습니다. 의사들은 이런 사람들에게 심각한 어지럼을 느낄 때 복용하는 '비상 약'과 치료를 위해 꾸준히 복용해야 하는 '약한 약'을 따로 처방해서 어지럼의 강약에 따라 적절히 대처하도록 지도합니다. 식이요법과 이뇨제, 스테로이드를 잘 사용하면 80% 이상의 치료율을 보이므로 적절히 조절하시길 권합니다.

이뇨제는 어지럼이 심할 때는 1~2정, 완화되면 0.5~1정으로 줄여서 3~6개월 더 복용하면서 조정하고 그 후에는 간헐적으로 증상에 따라 대처합니다. 메니에르병이 심한 환자에게는 이소바이드 등 마시는 이뇨제를 추가로 처방합니다. 평소에 어지럼 강도를 낮추고 발생 빈도를 줄여주는 베타히스틴을 같이 사용하기도 합니다. 마지막으로 식이요법은 꾸준히 실천해야 효과를 볼 수 있습니다.

내림프 수종은 절반의 경우 재발하며 10~20%는 메니에르병으로 이행합니다. 귀 압력이 높거나 어지럼, 안진을 동반하면 메니에르병으로의 이행률이 더 높습니다.

(1) 고실 내 젠타마이신 주입술

식이요법과 약물 치료에도 불구하고 어지럼이 계속될 때 고려하는 방법입니다. 이독성이 있는 아미노글리코시드 약물을 고실 내에 주입해 전정 기능을 파괴함으로써 어지럼 증상을 가라앉힐 목적으로 시행합니다.

어지럼 관련 세포만 파괴해 고장 난 한쪽 귀의 평형 담당 기능을 완전히 없애고 안정시켜, 반복적인 어지럼에 시달리지 않게 해줍니다. 하지만 청력 손상 가능성이 있기 때문에 시행 시 각별히 주의해야 합니다.

(2) 내림프낭 수술Endolympatic Sac Surgery

내림프낭을 절개해 내림프액의 배출을 유도하고 내림프낭의 흡

수 기능을 증강하는 수술입니다. 내림프낭을 둘러싼 뼈를 제거해 내림프낭 주변의 압력을 감소시키고, 내림프낭 절개 후에 실라스틱 판을 넣어 낭의 공간을 늘려줍니다.

치료 효과는 보고서마다 차이는 있으나 어지럼에는 60~90%, 청력에는 10~30%, 이명에는 40~60%에서 치료 효과가 있는 것으로 보고됩니다. 시술이 비교적 간단하고 합병증도 드물기 때문에 내과적 치료로 도움을 받지 못한 환자에게 적용해볼 만한 치료 방법입니다.

"메니에르병" 정리

➕ 메니에르병은 귀 먹먹함, 저음역 난청, 이명, 발작적 어지럼 등 4가지 증상이 나타나는 내이 질환입니다.

➕ 메니에르병은 내림프 수종으로 인해 달팽이관 내 압력이 올라 점차 부풀어 오르는 질환입니다. '귀 고혈압'이라고 설명할 수 있으며 소금, 설탕, 나트륨 등을 많이 섭취하는 식습관과 관련이 많습니다.

➕ 식이요법, 이뇨제, 스테로이드, 어지럼 비상 약 등을 잘 조절해 사용하면 80% 이상의 치료율을 보입니다.

3장

이석증: 귓속의 돌이 떨어져 생기는 질환

이석증耳石症은 귓속의 돌처럼 보이는 작은 탄산 칼슘 덩어리가 일으키는 병으로 어지럼 관련 질환 중에서 가장 흔하게 관찰됩니다.

몸에 생기는 돌은 대부분 질환을 유발합니다. 소변이 나가는 길에 만들어진 칼슘 덩어리가 소변 길을 막는 요로 결석, 쓸개 담즙이 뭉쳐서 생긴 담석이 일으키는 담석증이 대표적입니다. 새롭게 생겨서 제거해야 하는 요로 결석이나 담석과는 다르게 이석은 원래 내이에 있던 것이며 평소 우리가 균형을 잡는 데 중요한 역할을 하고 있습니다.

| 그림 3-8. 이석의 위치 |

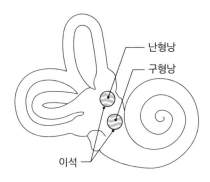

난형낭
구형낭
이석

이석은 내림프액이 들어 있는 내이 안쪽 난형낭과 구형낭에 있으며, 몸의 이동 방향과 속도를 감지하는 기관입니다. 내이 안에는 우리 몸이 균형을 잡는 데 쓰이는 5개의 감각 기관인 난형낭, 구형낭, 상반고리관, 측반고리관, 후반고리관이 있습니다. 3개의 반고리관은 고개를 돌리거나 위아래를 쳐다볼 때 머리의 움직임을 느낍니다.

2. 이석증의 원인과 증상

이석은 여러 개의 작은 탄산 칼슘 결정이 뭉친 것으로 마치 각설탕처럼 생겼습니다. 여기에서 작은 조각이 떨어져 나와 내림프액 안을 떠돌아다니다가 세반고리관 내로 들어가면 문제가 발생합니다.

중력에 의해 반고리관 안에서 무언가가 떠다니다 보니 몸이 실제로 움직이지 않아도 회전하고 있다는 신호를 반고리관이 대뇌에 보냅니다. 몸의 움직임을 정상적으로 감지해서 대뇌로 신호를 보내야 하는데, 이석 조각이 정상적인 신경 신호 생성을 방해하는 것입니다. 몸의 움직임에 비해 과도한 신경 자극이 발생하거나 신경 신호의 생성을 억제하면, 몸의 다른 부위에서 보내는 신호와 이석이 잘못 보낸 신호가 대뇌로 섞여 들어갑니다. 이렇게 상충되는 신호가 들어오면 대뇌는 이를 어지럼으로 인식해버립니다.

일단 처음 이석증이 생기면 환자는 당황합니다. 움직일 때마다 어지럽고 구토가 나고 눈을 뜨기 어렵기 때문에 극심한 공포감에 사로잡힙니다. 아침에 일어날 때 주로 증상이 나타나며, 주된 증상은 회전성 어지럼입니다. 몸이 빙빙 도는 느낌이 들고 심할 경우 눈을 뜨면 주변 사물이 도는 것처럼 보이는 어지럼이 생깁니다. 성인뿐만 아니라 소아에게도 발생할 수 있으며, 남성보다 여성에게 더 잘 생긴다고 알려져 있고 노인층에서의 발생이 좀 더 많습니다.

몸이 회전하는 듯한 어지럼은 대개 2~3분 정도 지속되며 10분 이상 이어지기도 합니다. 회전성 어지럼이 사라져도 어지러운 느낌이 남아 있는 경우가 대부분이고, 이때 머리를 움직이면 다시 회전성 어지럼이 생깁니다. 구역이나 구토를 동반하기도 합니다. 이런 어지럼은 반복되면서 강도가 약해지고 지속 시간도 감소합니다.

이석증의 증상이 나타나면서 청력 이상과 돌발성 난청이 동반

되기도 합니다. 머리에 충격이 가해지는 외상이 있을 때, 골다공증이나 골감소증이 있을 때, 또는 전정 신경염의 후유증으로 이석증이 생깁니다.

3. 이석증의 진단과 치료

이석증은 반고리관에 칼슘 조각이 들어가서 생기는 질환입니다. 반고리관은 총 6개로, 우측 귀에 3개, 좌측 귀에 3개가 있습니다. 이석이 들어간 반고리관이 담당하는 운동 방향에 따라 어지럼이 심해지는 운동 방향도 다릅니다.

이석의 위치를 알아내기 위해 비디오 안진 검사를 진행합니다. 고글을 쓰고 자세를 바꿔가면서 안진이 발생하는지 모니터를 통해 확인하고 기록합니다. 안진이 발생하는 시간, 방향, 자세와 떨림의 정도 등을 보고 안진의 원인을 진단할 수 있습니다.

어지럼을 검사하는 방법에는 비디오 안진 검사 외에도 반고리관의 기능을 평가하는 온도 유발 안진 검사, 회전의자 검사, 비디오 두부 충동 검사 등이 있습니다. 이석증에서는 잘 사용하지 않지만 전정 기능의 감소가 의심되면 함께 시행하기도 합니다.

이석증의 가장 효과적인 치료 방법은 이석 정복술Otolith Repositioning Therapy(이석 치환술)이라고 불리는 동작 치료 요법입니다. 이석은 원래 몸에 있던 기관이기 때문에 전부 제거하지 않

| 그림 3-9. 비디오 안진 검사 |

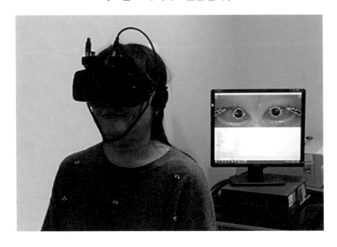

고 반고리관에 들어가 신경을 자극하는 결정 조각만 반고리관에서 빼냅니다. 이석 정복술은 칼슘 결정 조각이 중력의 영향으로 바닥에 가라앉는 성질을 이용하여 반고리관 내에서 난형낭으로 이동시키는 방법입니다. 칼슘 조각이 반고리관 내에 있으면 어지럼을 일으키지만, 난형낭 내에 있을 때는 어지럼을 일으키지 않습니다.

가장 흔하게 이석증이 일어나는 위치는 후반고리관입니다. 후반고리관의 칼슘 조각을 제거하는 이석 정복술이 에플리법Epley's Maneuver입니다. 반고리관마다 시행하는 이석 정복술이 다릅니다.

이석이 부유하는 형태인지, 팽대부 신경에 결합된 상태인지에 따라 다른 이석 정복술을 사용하며 하나의 반고리관 치료에 시행할 수 있는 방법에도 여러 가지가 있습니다. 실제 병원에서 사용하는 이석 정복술의 종류도 10여 개입니다.

떨어져 나온 칼슘 조각의 크기나 위치, 개수에 따라 이석 정복술을 여러 번 시행해야 하는 경우도 있습니다. 따라서 2~3일 간격으로 반복해서 확인하는 것이 좋습니다. 또 한 번의 치료로 회복되었다가도 몇 주 혹은 몇 개월 후에 재발하기도 합니다.

재발은 회전성 어지럼이 발생한 경우를 말하는데, 이때는 이석증으로 인한 어지럼이 맞는지 다시 검사해야 합니다. 실제로 재발하지 않았지만 어지럼으로 힘들었던 기억 때문에 경도의 증상만으로 재발을 걱정하는 분이 많습니다. 회전성 어지럼이 없는 경우 운동 요법을 시행하면서 상태를 지켜보면 대부분의 어지럼은 서서히 사라질 것입니다.

4. 대표적인 이석증 치료법

(1) 에플리법

에플리법은 후반고리관에 생긴 이석증을 치료하는 방법입니다. 우측 후반고리관을 예로 들어 치료 방법을 설명하겠습니다.

❶ 침대 가장자리에 앉습니다. 그 상태에서 누울 때 머리가 침대 바깥으로 나갈 수 있도록 거리를 고려해 앉습니다.

❷ 앉은 상태에서 오른쪽(이석이 있는 쪽)으로 고개를 45도 돌립니다.

❸ 그 상태를 유지하며 뒤로 눕습니다. 이때 머리가 침대 바깥으로 나가서 평소에 눕는 것보다 더 많이 뒤로 젖혀지도록 합니다. 머리는 우측으로 45도 돌아가 있어야 합니다.

❹ 어지럼이 발생할 것입니다. 가만히 자세를 유지하면서 어지럼이 사라질 때까지 기다립니다.

❺ 누운 상태에서 천장을 바라봤다가 머리를 좌측으로 45도 돌립니다. 다시 어지럼이 발생하면 사라질 때까지 기다립니다.

❻ 몸을 왼쪽으로 돌려서 얼굴이 바닥을 향하도록 돌아눕습니다. 즉 머리를 왼쪽으로 다시 90도 회전하여 얼굴이 바닥 쪽을 향하게 합니다. 어지럼이 발생하면 사라질 때까지 기다립니다.

❼ 천천히 일어나 똑바로 앉습니다.

이석 정복술 과정에서 눕거나 자세를 바꿀 때 어지럼이 발생합니다. 이것은 정상적인 반응이고 치료가 잘되고 있다는 신호입니다. 병원에서는 비디오를 보거나 안진의 발생을 확인하고 방향을 점검하면서 동작을 시행합니다.

(2) 바비큐 회전법

측반고리관에 생긴 이석증을 치료하는 방법으로, 몸이 회전하는 방법이 바비큐 회전과 비슷하다고 해서 붙은 이름입니다. 우측 측반고리관을 예로 들겠습니다.

❶ 똑바로 누워 베개를 벴을 때 고개의 각도가 약 30도가 되도록 합니다.

❷ 머리를 오른쪽으로 90도 돌려 얼굴이 오른쪽을 향하도록 합니다. 어지럼이 발생하면 사라질 때까지 기다립니다.

❸ 머리를 왼쪽으로 90도 돌려 얼굴이 하늘을 향하도록 합니다. 어지럼이 발생하면 사라질 때까지 기다립니다.

❹ 머리를 다시 왼쪽으로 90도 돌려 얼굴이 왼쪽을 향하도록 합니다. 어지럼이 발생하면 사라질 때까지 기다립니다.

❺ 머리를 다시 왼쪽으로 90도 돌립니다. 얼굴이 바닥을 보게 합니다. 몸통도 왼쪽으로 180도 돌려서 엎드립니다.

❻ 일어나 앉습니다.

(3) 진동기 사용

전정 신경 말단에 있는 팽대부릉Cupola에 이석이 붙어 이석증이 나타나는 경우도 있습니다. 이때 이석 정복술로는 이석이 떨어지지 않기 때문에 진동기를 사용합니다. 약 100Hz의 진동이 발생하는 진동기를 귀 뒤의 뼈에 대고 진동이 두개골에 전달되도록 하는 방법입니다. 유양동이라 불리는, 귀 뒤에 만져지는 튀어나온 곳을 진동시키며 진동이 내이로 전달되어 칼슘 조각이 떨어집니다. 옷에 붙은 먼지를 떼어내기 위해 옷을 터는 것과 같은 원리입니다. 진동으로 칼슘 조각이 팽대부릉에서 떨어지면 이석 정복술을 시행합니다.

(4) 습관화 운동

의사가 이석증이 치료되었다고 판단했는데도 어지럼을 호소하는 경우가 종종 있습니다. 비디오 안진 검사를 통해 이석증이 사라진 것을 확인했지만, 여전히 어지럼을 느낀다면 습관화 운동을 추천합니다.

대표적인 습관화 운동으로는 브란트-다로프 운동Brandt-Daroff Exercise과 세몽법Semont Maneuver이 있습니다.

세몽법은 왼편에서 오른편으로 번갈아 가며 누울 때, 얼굴의 방향을 바꾸지 않은 채로 움직여야 하는 습관화 운동입니다. 브란트-다로프 운동은 세몽법과 유사한 방법으로 시행하지만, 얼굴의 방향을 바꿔야 한다는 점이 다릅니다.

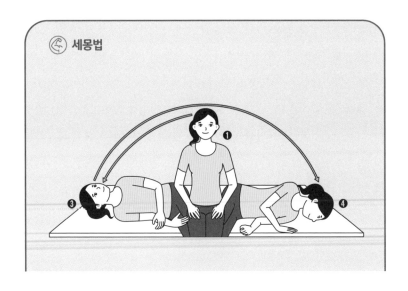

❶ 침대 가장자리에 걸터앉아서 정면을 바라봅니다.

❷ 머리를 좌측으로 45도 돌립니다.

❸ 머리를 고정한 상태에서 몸의 오른편으로 침대에 눕습니다. 어지럼이 생기면 사라질 때까지 기다리고 어지럽지 않으면 30초간 기다립니다.

❹ 머리를 좌측으로 고정한 상태에서 몸의 왼편으로 누워 30초간 기다립니다.

❺ 일어나 앉아서 정면을 봅니다.

❻ 머리를 우측으로 45도 돌립니다.

❼ 몸의 왼편이 침대에 닿게 좌측으로 머리를 고정한 상태에서 재빨리 눕습니다. 그 상태로 30초간 기다립니다.

❽ 머리를 고정한 채로 오른쪽으로 누워 30초간 기다립니다.

❾ 바로 일어나 앉아서 정면을 봅니다.

🌀 브란트-다로프 운동

❶ 침대 가장자리에 걸터앉아서 정면을 바라봅니다.

❷ 머리를 오른쪽으로 45도 돌립니다.

❸ 머리를 고정한 상태에서 몸의 왼편으로 침대에 눕습니다. 어지럼이 생기면 사라질 때까지 기다리고, 어지럽지 않으면 30초간 기다립니다.

❹ 자리에서 일어나 ❶번 자세로 돌아갑니다.

❺ 머리를 왼쪽으로 45도 돌립니다.

❻ 머리를 고정한 상태에서 몸의 오른편으로 침대에 눕습니다. 어지럼이 생기면 사라질 때까지 기다리고, 어지럽지 않으면 30초간 기다립니다.

❼ 다시 일어나서 ❶번 자세로 돌아갑니다.

❽ 위의 동작들을 5회 반복합니다.

(5) 약물 치료

이석증에는 약물 치료도 병행합니다. 구토를 가라앉히는 메토클로프라미드Metoclopramide, 흥분된 전정 신경을 안정시키는 디아제팜 등의 약물이 있습니다.

하지만 이런 약물을 장기간 복용하면 오히려 회복에 방해가 되므로 가급적 짧게 사용해야 합니다. 어지럼이 완화된 환자 가운데 다수가 또다시 어지럼 증상이 생길지도 모른다고 불안해합니다. 이때는 심리적 안정을 돕는 약물을 소량 사용하기도 합니다. 이석증을 유발하는 요인에 골감소증이나 골다공증이 포함된다는 연구 결과를 고려하여 먼저 골감소증과 골다공증을 치료하도록 권하기도 합니다.

"이석증" 정리

➕ 이석증은 가장 흔하게 발생하는 어지럼 질환입니다. 내이의 이석에서 떨어진 칼슘 조각이 떠다니면서 어지럼 증상을 유발합니다.

➕ 이석 정복술이 이석증에 가장 좋은 치료 방법입니다. 이석증이 생긴 위치와 형태에 따라 다양한 방법을 시행합니다.

➕ 어지럼 증상을 조절하기 위해 약물 치료를 병행하기도 합니다.

➕ 자주 재발하는 경향이 있어 전형적인 이석증 증상이 나타날 때는 가까운 병원을 방문해 검사와 치료를 받는 것이 좋습니다.

4장
편두통성 어지럼증: 평형 감각 이상을 동반하는 편두통

편두통성 어지럼증은 편두통 질환 중 하나로, 주증상이 어지럼인 질환입니다. 어지럼을 일으키는 원인 중 하나가 편두통인데, 편두통성 어지럼증이 질환인지 모르고 넘어가는 경우가 많습니다. 특히 두통이 심하게 느껴지지 않을 수 있어 편두통성 어지럼증이라고 진단을 받으면 의아해하는 환자가 종종 있습니다.

1. 편두통이란

만성적인 두통 중 하나입니다. 2016년에는 전 세계에서 편두통 환자가 약 10억 명이었으며, 그중 약 4,510만 명이 편두통으로 인한 장애를 겪은 것으로 보고됩니다. 편두통 환자는 여성이 남성보다 조금 더 많으며 주로 젊은 나이에 편두통이 시작됩니다.

편두통 환자의 30% 정도는 선행 증상을 느낍니다. 편두통증과 신경학적 증상이 동반하거나 편두통증에 약간 선행해서 다른 증상이 나타납니다. 따라서 편두통을 자주 경험하는 환자는 선행 증상이 느껴지면 바로 통증이 올 것을 예상합니다.

선행 증상보다 하루 이틀 전에 전구 증상이 나타날 수도 있습니다. 전구 증상으로는 변비, 식욕 증진, 갈증, 소변량 증가, 하품, 감정 변화 등이 있습니다. 주로 머리의 한쪽에 박동성 통증이 먼저 생기며, 양쪽 모두에서 통증을 느끼기도 합니다. 동시에 속이 울렁거리거나 토하는 증상이 나타날 수 있습니다. 시각, 청각, 후각, 촉각 등에서 감각 이상이 생기기도 합니다. 여기에 평형 감각의 이상까지 더해지면 편두통성 어지럼증이 발생합니다.

2. 편두통성 어지럼증의 증상

편두통성 어지럼증은 대부분 젊은 나이대에서, 가족력이 있는 환자에게 주로 나타납니다. 청력에 영향을 주는 경우는 매우 드뭅니다. 편두통성 어지럼증 환자는 주로 머리가 멍하고 흔들흔들하며 불안정한 느낌이 든다고 호소합니다. 걸을 때마다 붕 떠 있는 것 같고 머리를 움직이면 어지럼이 심해지는 것 같다고 설명합니다. 빙빙 도는 듯한 느낌이 드는 회전성 어지럼과 구분되는 증상입니다. 속이 울렁울렁하고 소화가 안되는 증상도 있습니다.

이 외에도 다양한 전구 증상이 나타날 수 있습니다. 자꾸 하품이 나거나, 밝은 불빛이 불편하거나, 들리는 소리가 귀에 거슬리거나, 실제로는 나지 않는 냄새를 맡기도 합니다. 어지럼이 지속되는 시간은 반나절 정도이며, 길게 2~3일 이상 가기도 합니다. 환자들은 이런 증상 때문에 일상생활이 힘들지만, 가만히 누워 있거나 한숨 자고 나면 좀 편해진다고 합니다.

어지럼에 두통을 동반하면 머리가 웅웅 울리거나 쿡쿡 쑤시는 통증이 머리의 한쪽 부분 혹은 전체에서 발생합니다.

3. 편두통성 어지럼증 진단 기준

바라니학회Barany Society와 국제두통학회International Headache Society에서 2012년에 합의한 표준 진단 기준입니다. 이와 다른 진단 기준을 제시하는 학자도 있습니다.

❶ 중등도 이상의 어지럼 증상이 적어도 5회 이상 나타나며, 어지럼 지속 시간은 5분부터 72시간까지 다양함.

❷ 국제 두통 질환 분류International Classification of Headache Disorders(ICHD)

기준에 따른 편두통을 과거에 겪었거나 현재도 느낌.

❸ 어지럼이 있을 때 적어도 50% 이상, 다음 중 하나 이상의 편두통 증상을 동반함.

- 4가지 중에서 2가지 이상을 포함하는 두통: ① 우측이나 좌측 중 한쪽에 생기고, ② 박동성이며, ③ 중등도 이상의 통증, ④ 일상적인 움직임에도 증상이 심해짐.

- 눈부심, 소리가 거북하게 들리는 증상.

- 시각 전조 증상Visual Aura.

❹ 다른 ICHD 진단과 어지럼 진단에 부합하지 않는 어지럼.

🌀 박동성

심장 박동과 동일한 간격으로 통증이 느껴지는 것을 의미하며 환자들은 주로 "쿡쿡 쑤신다, 욱신거린다"고 표현합니다. 잘 모르겠다면 손목의 맥박을 잡고 통증이 맥박과 동시에 느껴지는지 확인해보시면 됩니다.

🌀 시각 전조 증상

어지럼에 동반하는 시각적 증상을 말합니다. 대표적으로 시야가 좁아지거나, 시야 내 물체가 반짝거리는 것처럼 보입니다. 때로는 물체가 조각난 것처럼, 혹은 물체의 모서리가 뭉툭한 것처럼 보이기도 합니다. 어지럼과 동시에, 또는 먼저 생기기도 하는 증상입니다.

4. 편두통성 어지럼증의 원인

편두통은 뇌혈관의 문제입니다. 뇌혈관이 수축했다가 확장하면서 통증을 유발하고 뇌를 둘러싸고 있는 뇌경막과 뇌신경 조직을 자극합니다. 따라서 뇌혈관을 자극하는 환경이나 약물이 편두통 또는 편두통성 어지럼증을 일으킬 수 있습니다.

이런 유발 요인은 사람마다 다양해서 환자 스스로 어떤 자극이 두통을 유발하는지 찾아내야 합니다. 급격한 온도 변화와 너무 밝은 빛에 노출되는 것(클럽에 있는 자극적인 조명이 대표적입니다), 휘발유나 페인트 냄새 같은 강한 냄새 등도 유발 요인일 수 있습니다.

특히 실외 운동 시 체온 변화에 주의해야 합니다. 땀이 날 정도로 실외에서 운동한 후 급속하게 땀이 식어 체온이 내려가면, 확장되었던 혈관이 다시 수축되어 편두통을 유발할 수 있습니다. 땀이 날 때까지 운동했다면, 춥지 않고 바람이 불지 않는 실내로 이동해 서서히 몸을 식혀서 편두통성 어지럼증을 예방할 수 있습니다. 음식에 들어 있는 카페인도 편두통성 어지럼증을 유발할 수 있습니다. 커피, 홍차, 녹차, 콜라, 초콜릿, 에너지 드링크에 카페인이 함유되어 있습니다.

카페인 이외에도 편두통을 유발하는 음식은 매우 많습니다. 예를 들면 베이컨, 햄, 소시지, 식품 보존제가 들어간 통조림 음식, 치즈 같은 발효 음식, 아이스크림, 콩류, 생양파, 아보카도, 바나나, 건포도, 감귤류, 무화과, 열대 과일, 초콜릿이 포함된 음식이나 사탕, 인공 감미료가 많이 든 음식 등이 있습니다. 이 중에서 나의 편두통성 어지럼증을 유발하는 것을 찾았다면 그 음식을 피하십시오.

5. 편두통성 어지럼증의 치료

(1) 약물 치료

편두통성 어지럼증이 있을 때 사용하는 약은 편두통에 쓰이는 약과 같습니다. 하지만 어지럼을 조절하기 위한 약을 추가로 더 사용할 수 있습니다.

급성기에는 편두통에 사용하는 알모트립탄Almotriptan(알모그란), 졸미트립탄Zolmitriptan(조믹), 수마트립탄Sumatriptan(이미그란 등) 등의 약을 복용할 수 있습니다. 편두통에 특화된 약물 외에도 단순 진통제인 아세트아미노펜이나 이부프로펜 등의 소염 진통제를 복용해도 효과를 볼 수 있습니다. 속이 울렁거리거나 토를 하면 장운동을 도와주는 메토클로프라미드Metoclopramide 등을 사용합니다.

회전성 어지럼이 심할 경우 전정 신경을 안정시키는 약물을 처방하기도 합니다. 급성기를 지나서 어느 정도 호전이 되면 예방 차원의 약물 치료를 진행합니다. 예방을 위한 약물도 어느 정도 치료 효과가 있기 때문에 급성기에 같이 사용하기도 합니다.

(2) 비약물적 치료

불규칙한 식사와 수면 같은 편두통을 일으키는 생활 습관을 찾아서 고치는 방법입니다. 앞서 말씀드렸듯이, 카페인이 들어 있는 음식의 섭취를 중단하는 것도 편두통 완화에 도움이 됩니다. 특히 담배는 혈관을 수축시키기 때문에 두통을 유발할 수 있습니다. 술은 혈관을 확장해 두통을 유발하므로 가급적 마시지 않는 것이 좋습니다.

6. 편두통성 어지럼증의 예방

가장 좋은 예방법은 원인을 찾아서 피하는 것입니다. 증상이 생길 때마다 무엇을 먹었는지, 무슨 일이 있었는지를 기록해보면 편두통성 어지럼증의 원인을 발견할 수 있습니다. 원인을 찾지 못했다면 일반적인 방법으로 예방해야 합니다. 주변 환경의 급격한 변화를 피하고 과로하지 않아야 합니다. 적당한 양의 식사와 운동을 하면서 규칙적인 수면 습관을 만드는 것이 중요합니다.

원인을 찾지 못한 채로 증상이 반복된다면 예방적인 약물을 사용할 수 있습니다. 증상이 나타나는 간격에 따라 예방약 처방 여부를 결정합니다. 1년에 1~2회 어지럼이 생긴다면 예방약을 사용할 필요가 없으며 어지럼이 생길 때 급성기 치료를 하는 것으로 충분합니다.

하지만 1개월에 1~2회 어지럼이 느껴진다면 계속 예방약을 복용하며 적극적으로 어지럼을 억제해야 합니다. 부작용이 적은 베타 차단제 계열의 프로프라놀롤이나 칼슘 채널 억제제 계열의 플루나리진 등을 많이 사용합니다. 증상이 심각하고 다른 약으로도 조절이 어려운 경우, 항전간제 계열의 토피라메이트를 사용하기도 합니다.

"편두통성 어지럼증" 정리

➕ 편두통성 어지럼증은 머리 한쪽이 욱신거리거나 쿵쿵 울리는 두통을 동반하는 경우가 많습니다.

➕ 편두통성 어지럼증은 그 원인이 명확한 편입니다. 어떤 요인이 어지럼을 일으키는지 찾는 것이 중요합니다.

➕ 급성기에는 약물 치료가 필요합니다. 편두통을 일으키는 생활 습관을 찾아 고치는 비약물적 치료법도 있습니다.

➕ 재발이 잦을 경우 예방적 약물 치료를 받을 수 있습니다. 담당 의사와 어떤 약을 복용할지 상의해야 합니다.

5장
심인성 어지럼증: 어지러울까 봐 어지러운 질환

1. 심인성 어지럼증이란

"행복한 가정은 모두 비슷한 이유로 행복하지만 불행한 가정은 제각각의 이유로 불행하다." 톨스토이의 소설《안나 카레니나》의 첫 문장입니다. 건강도 마찬가지입니다. 건강한 사람의 모습은 모두 비슷하지만, 아픈 사람은 제각각의 이유를 갖고 있습니다.

한 할머니는 항암 치료를 받는 남편을 수발하면서 스트레스를 받아 어지럼이 심해졌습니다. 젊은 회사원은 직장 내 괴롭힘 때문에 회사에 출근하는 아침부터 지끈거리는 두통과 함께 어지럼을 느낀다고 호소합니다. 시험을 준비해야 하는데 어지럼 때문에 도저히 공부에 집중할 수 없다고 힘들어하는 학생도 종종 만납니다.

건강보험심사평가원은 2015년 한 해 동안 어지럼으로 병원을 방문한 환자가 76만 3,442명에 달했다고 발표했습니다. 어지럼으로 병원을 방문한 환자 대부분이 평형 기관 이상으로 진단받지만, 정신건강의학과적 문제로 인한 어지럼 역시 15%에 달합니다. 내원하는 환자 중에도 심리적인 어려움 때문에 어지럼이 심해졌거나, 귀의 기능은 정상인데 귀 때문에 어지럽다고 생각하는 경우가 있습니다.

그래서 어지럼 환자를 치료하는 이비인후과 의사의 중요한 역할 중 하나가 어지러운 게 귀 때문인지, 머리 때문인지, 혈압 때문인지, 아니면 마음 때문인지 구별하는 것입니다. 의사는 어지럼 환자를 정확하게 진단하기 위해 병력을 상세하게 듣고 진찰한 다음 다양한 종류의 전정 기능 검사를 시행합니다. 때로는 모든 검사 결과가 정상이어서 귀에 특별한 이상이 없다고 안심시키기도 합니다. 전정 기능 검사에서 정상으로 판정받고 뇌 MRI 촬영에서도 문제가 나타나지 않아도 어지러워서 불안하고 힘들다고 하시는 분들을 '심인성 어지럼증'으로 진단합니다.

심인성 어지럼증 환자는 빙글빙글 도는 어지럼은 아닌데 서 있으면 자꾸 넘어질 것 같은 느낌이 들고, 어지럼 때문에 쓰러질까 봐 불안해서 더 어지러운 것 같다고 증상을 설명합니다. 말 그대로 어지러워서 어지러운 환자가 아니라, 어지러울까 봐 어지러운 환자입니다.

2004년에 일본의 오노 히로미 박사 연구팀은 어지럼이나 빈혈 등의 질환이 없는 20명의 건강한 대학생을 대상으로 연구 시점의 심리 상태를 조사했습니다. 그리고 학생들이 1분 동안 받침대 위에 서서 1m 앞에 있는 사물을 볼 때와 눈을 감고 있을 때, 몸이 중심을 잡기 위해 앞뒤로 움직이는 정도를 측정했습니다.

한 달 간격으로 동일한 실험을 시행한 결과, 불안한 심리 상태를 적어낸 학생들이 그렇지 않은 학생들에 비해 눈을 뜨고 있을 때 몸의 동요가 심한 것으로 나타났습니다. 오히려 눈을 감았을 때는 불안한 심리 상태와 몸의 중심을 잡기 위한 흔들림에 유의

| 도표 3-8. 움직임 측정 연구 결과 |

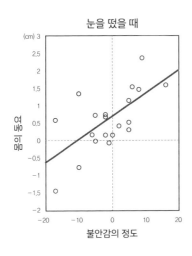

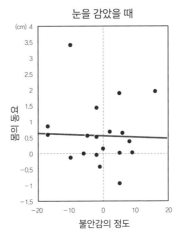

미한 연관이 없었습니다(도표 3-8). 이에 연구팀은 불안한 마음이 눈으로 들어오는 정보를 이해하는 데 영향을 주어서 몸의 균형을 방해한다는 결론을 내렸습니다. "눈은 마음의 창이다"라는 말처럼 이 연구 결과도, 불안하고 근심 걱정이 많으면 눈앞에 있는 사물도 제대로 보이지 않는다는 뜻으로 이해할 수 있습니다.

다른 흥미로운 연구도 있습니다. 2009년에 스웨덴의 요한 홀름베르크 박사 연구팀에서 만성 심인성 어지럼증으로 진단받은 환자 37명과 어지럼증이 없는 사람 24명을 대상으로 연구를 진행했습니다. 연구 대상자로 참여한 사람들이 바른 자세로 서 있을 때, 중심을 잡기 위해 몸이 앞뒤 혹은 좌우로 동요하는 정도를 측정했습니다.

아무런 자극 없이 바로 서 있게만 지시했을 때는 만성 심인성 어지럼증 환자들이 건강한 사람들에 비해 몸의 움직임이 더 많았습니다. 반면 종아리에 갑자기 진동을 주어 서 있는 자세를 방해할 것이라고 미리 알려주었을 때는 몸이 동요하는 정도에 두 모집단 간의 차이가 없었습니다. 결론적으로, 무언가가 방해할 것이라고 예측하면 나도 모르게 중심이 흔들린다는 것입니다.

이러한 연구들에서 알 수 있듯이, 불안감이나 원인 모를 공포는 평형 기관에 영향을 주어, 우리의 균형 잡힌 생활을 방해할 수 있습니다. 그래서 만성 심인성 어지럼증 환자를 치료할 때는 불안을 해결하고 심적으로 건강해질 수 있도록 용기를 주는 것이 중요합니다.

19세기 독일의 정신건강의학과 의사인 카를 웨스트팔 박사는 1871년에 낯선 거리나 사람들이 밀집한 백화점, 광장 같은 공공장소에 가면 심한 공포감을 느껴 어지럼과 가슴 두근거림을 호소하는 환자들에 대한 증례를 발표했습니다. 이를 광장 공포증Agoraphobia이라고 명명했습니다. 이때 '광장'이란 단순히 넓은 장소를 의미하는 것이 아니라 심리적으로 위축되고 불안한 느낌을 주는 장소 혹은 상황을 의미합니다.

MRI 촬영을 위해 옷을 갈아입고 검사대에 누웠는데, 좁고 답답한 통에 들어가서 30분 동안 가만히 참고 있느라 불쾌해했던 분들, 도저히 참지 못하고 검사를 포기했던 분들이 있습니다. 이런 폐쇄 공포증도 광장 공포증에 포함됩니다. 광장 공포증 환자의 3분의 2가 공황 장애를 앓고 있으므로 광장 공포증과 공황 발작은 거의 동시에 나타날 수 있습니다.

공황 장애는 특별한 이유 없이 갑자기 극도의 공포가 느껴지면서 숨이 막히거나 심장이 터질 것 같은 불안 증상을 보이는 정신과 질환입니다. 어지럼은 공황 장애의 주요 증상 중 하나이며, 발작적으로 어지럼만 나타나는 공황 장애도 있습니다. 심인성 어지럼증은 정신과 질환은 아니지만, 공황 장애와 공통점이 많습니다. 그래서 심인성 어지럼증 환자에게 공황 장애 치료 때보다는 적은 용량이지만 동일한 종류의 치료제를 처방합니다.

중년 환자에게 심인성 어지럼증은 만성적인 어지럼의 흔한 원인 중 하나입니다. 주로 걷거나 서 있을 때, 계단을 내려갈 때, 많은 사람 사이를 지나갈 때 중심을 잡기 힘들고 불안정한 증상이 심해집니다. 특히 심인성 어지럼증은 심한 스트레스 혹은 평형 기관 이상 병증의 후유증으로 발생하기도 합니다. 심인성 어지럼증의 흔한 증상은 다음과 같습니다.

❶ 수개월 동안 어지럼이 지속된다.

❷ 사소한 두부 충격 이후 어지럼이 시작됐다.

❸ 주변이 불안정하고, 붕 떠 있는 듯한 느낌이 들며, 술을 너무 많이 마신 듯한 느낌이 든다.

❹ 마트에서 장을 보거나, 계단을 내려갈 때, 네온사인 간판을 볼 때 등 움직임이나 시각 자극에 의해 악화된다.

❺ 걷다가 주변 사물에 잘 부딪히지만 넘어지지는 않는다.

❻ 어지럼이 악화 및 호전을 반복하며 계속 느껴진다.

❼ 전정 기능 검사를 포함한 기능 검사 결과가 정상이다.

만성 심인성 어지럼증은 어떤 사람에게 발생할까요? 불안을 잘 느끼고 내성적인 사람 혹은 강박적인 성향이 있는 사람에게서 주로 나타난다고 알려져 있습니다. 외부로부터 받는 스트레스를 속에 차곡차곡 쌓아두었다가 '마음의 병'을 키운 사람들에게 심인성 어지럼증이 잘 생길 수 있다는 뜻입니다. 항상 모든 일을 완벽하고 빈틈없이 처리해야 직성이 풀리는 강박적인 성격 역시 심인성 어지럼증을 유발할 수 있습니다.

특히 심인성 어지럼증으로 진행되기 쉽다고 알려진 성격으로 D유형 성격Type-D Personality이 있습니다. D유형 성격의 사람들은 다른 유형의 사람들에 비해 만성적 스트레스에 쉽게 노출되어 불안과 우울의 정도가 높을 수 있습니다. 타인과의 관계에 제한적이고 지속적인 긴장을 느끼기 때문에 스트레스를 잘 인지하지 못하고 자신의 건강 상태에 대한 인식 수준도 낮아 자기 관리에 취약하다고 합니다.

만성 심인성 어지럼증을 유발하는 어지럼증도 있습니다. 이미 잘 알려진 어지럼증과 만성 심인성 어지럼증 간의 관계에 대한 연구를 설명하겠습니다. 2009년 독일의 크리스토프 베스트 박사 연구팀은 다양한 종류의 어지럼증을 진단받은 환자들을 1년 동안 지켜보면서 우울감과 부적응 등에 대한 설문 조사를 실시했습니다. 그 결과, 이석증, 전정 신경염, 메니에르병, 편두통성 어지럼증 환자 중 편두통성 어지럼증 환자의 불안 및 스트레스 지수가 가장 높은 것으로 나타났습니다.

이석증이나 전정 신경염 환자는 처음에는 심하게 어지럽지만 점차 좋아지므로 재발에 대한 불안이 덜한 반면에 편두통성 어지럼증 환자는 평소에 잠잠하다가도 언제 심한 두통과 어지럼이 발생할지 모른다는 두려움이 있어 시간이 지나도 불안할 수밖에 없습니다. 발작적 어지럼이 나타나는 메니에르병 환자도 마찬가지입니다. 그래서 재발할 수 있는 어지럼증을 앓는 환자들에게는 무엇보다도 심리적 안정이 중요합니다.

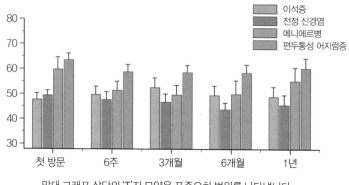

| 도표 3-9. 어지럼증 환자의 우울 정도 조사 |

이석증
전정 신경염
메니에르병
편두통성 어지럼증

막대 그래프 상단의 'T'자 모양은 표준오차 범위를 나타냅니다.

첫 방문　6주　3개월　6개월　1년

4. 심인성 어지럼증의 진단과 원인

1994년 독일의 정신건강의학과 의사인 토마스 브란트 박사가 심인성 어지럼증을 '지속적 체위변환성 어지럼Persistent Subjective Dizziness'이라고 명명하고 진단 기준을 처음 제안했습니다.

❶ 균형 감각 검사 결과는 정상인데, 서 있거나 걸을 때 어지럼을 호소하고 균형 감각을 상실한 것 같다고 느낌.

❷ 수초에서 수분 동안 변화하는 어지럼의 불안정성 혹은 의도하지 않은 몸의 동요가 순간적으로 발생.

❸ 사회적으로 처해 있는 상황 같은 외부 요인이 어지럼을 악화함.

❹ 어지럼이 발생하거나 발생한 후에 불안하고 온몸이 마비되는 듯한 느낌.

❺ 강박적 성격을 갖고 있거나 불안정한 감정 상태 혹은 우울 증세를 동반.

❻ 심한 스트레스를 받거나 큰 질환으로 고생한 뒤, 혹은 전정 기능 장애 이후 발생하는 어지럼.

2000년 제프리 스탑과 마이클 루켄스타인 박사 연구팀이 '만성 주관적 어지럼Chronic Subjective Dizziness'으로 병명을 바꾸고 새로운 진단 기준을 제시했습니다.

❶ 3개월 이상 지속되는 비전정성 어지럼 혹은 주관적 어지럼.

❷ 몸 전체 혹은 눈의 움직임에 민감해짐.

❸ PC 작업 등 복잡한 시각 자극을 힘들어함.

❹ 신경이과적 질환이나 내과적 질병, 어지럼을 유발할 수 있는 약물 사용 등의 병력이 없음.

❺ 뇌 영상 검사 결과가 정상인 경우.

❻ 신경이과적 검사와 전정 기능 검사 결과가 정상이거나 크게 심각하지 않은 경우.

불안정한 감정, 강박적인 성격이 만성 주관적 어지럼을 유발하는 절대 조건은 아닙니다. 만성 주관적 어지럼은 다른 어지럼 관련 질환 가능성을 완전히 배제한 다음에야 정확히 진단할 수 있는 질환입니다. 이 병이 정신건강의학과 질환이 아니라 신경이과 질환이라는 점을 환자들에게 설명할 때도 강조합니다.

모든 어지럼 후유증이 심인성 어지럼증은 아닙니다. 심인성 어지럼증을 악화하거나 유발하는 원인으로는 급성 혹은 반복적인 어지럼으로 인한 불안, 가벼운 머리 손상이나 교통사고 등으로 인한 목뼈 손상, 불안증이나 공황 장애, 복용하던 약의 부작용, 부정맥이나 자율 신경계 장애를 들 수 있습니다.

중년 남성이 복용하는 전립샘 비대증 약물이 불안과 반복되는 어지럼을 일으키기도 합니다. 자세한 내용은 제5부에서 설명했습니다. 자라 보고 놀란 가슴 솥뚜껑 보고 놀라는 격으로, 심한 어지럼을 경험했던 장소에 다시 갔더니 불안하고 어지러운 증상이 나타난다면, 심인성 어지럼증일 수 있습니다.

진료실에서 어지러워서 힘들다고 말하는 학생들에게 어느 요일, 어느 시간대에 무슨 행동을 할 때 특히 어지러운지 질문합니다. 대부분 집에 있을 때는 괜찮다가도 학교에 가면 어지러워서 양호실에 누워 있는다고 대답합니다. 어릴수록 증상을 설명하기 어려워하지만 더 관심을 갖고 편두통 등의 동반 여부를 물어보는 것이 중요합니다.

부모님이 먼저 아이의 어지럼 호소 수준이나 특별히 먹었던 음식 등을 자세히 살펴보는 것도 좋습니다. 아주 드물긴 하지만, 따돌림을 당했던 학생 중에 자신의 스트레스를 표현할 방법이 없어 어지럼을 호소하며 병원에 오기도 합니다.

만성 심인성 어지럼증 환자 대부분이 불안증과 우울증으로 힘들어할 수 있으므로, 만성 심인성 어지럼증으로 진단받으면 가족과 주변 지인이 평소 환자가 스트레스를 받는 상황이 무엇인지 확인해야 합니다. 그리고 마음의 안정을 위해 자주 대화하고 어지럼을 충분히 극복할 수 있다는 자신감을 심어주어야 합니다.

환자를 치료하는 의사들도 단순히 약 처방과 검사만을 반복할 것이 아니라, 환자에게 지금은 힘들겠지만 열심히 치료하고 재활 운동을 하면 회복될 것이라는 믿음을 주어야 합니다.

5. 만성 심인성 어지럼증의 치료

지금부터는 만성 심인성 어지럼증의 치료에 대해 설명하겠습니다. 만성 심인성 어지럼증의 치료에는 총 6가지 단계가 있습니다.

❶ 진단 후 어떤 병인지 설명한다.
❷ 환자를 안심시키고 앞으로 일어날 일들을 예측한다.
❸ 어지럼을 악화하는 조건을 제시한다.
❹ 필요한 경우 약물 치료를 시행한다.
❺ 정신건강의학 치료가 필요한지 확인하고 진행한다.
❻ 전정 재활 운동 요법을 시도한다.

진단을 마치고 본격적인 치료에 앞서 의사는 환자와 충분한 대화를 통해, 만성 심인성 어지럼증이 불치병이 아니라 적극적으로 대처하고 노력하면 얼마든지 좋아질 수 있는 병이라는 확신이 들게 해야 합니다. 자신감 상실로 인해 퇴사를 고려하고 이렇게 살 거면 차라리 죽는 게 낫다는 극단적인 생각까지 하는 환자도 있기 때문입니다.

전정 기능 검사에서 특별한 이상이 발견되지 않았거나, 환자의 심리 상태에 따라 만성 심인성 난청으로 진단하는 경우, 의사는 환자에게 왜 어지러운지 차근차근 설명해야 합니다. 특히 앞서 언급했듯 이 질환이 정신건강의학과 질환이 아닌, 심한 어지럼증으로 인한 스트레스 장애임을 강조해야 합니다. 전정 기능 검사 결과를 환자와 보호자가 이해하기 쉽게 설명해주고, 필요하다면 뇌 MRI 검사를 통해 머리의 문제가 아님을 확인한 후에 다음 단계로 넘어갈 수 있습니다.

만성 심인성 어지럼증은 말 그대로 어지러울까 봐 어지러운 병입니다. 즉 어지럽다고 생각하지 않으면 어지럽지 않을 수 있으므로 생활하면서 더 적극적으로 행동하고 약을 복용하면 얼마든지 좋아질 수 있다는 점을 환자에게 이해시켜야 합니다. 의사를 믿고 적극적으로 치료받으실 것을 당부합니다.

(1) 약물 치료

만성 심인성 어지럼증으로 진단받은 경우, 약물 치료의 필요성을 따져보아야 합니다. 진료를 받으러 오는 환자 대부분이 어지럼 관련 약물을 이미 복용하고 있습니다. 어지럼 치료 약물을 복용했던 환자에게는 약물을 반복해서 처방하지 않고, 지금까지 사용한 약물과 전혀 다른 목적의 약물을 처방합니다.

가장 많이 처방하는 약물은 에시탈로프람Escitalopram Oxalate(렉사프로정 등)으로 주요 우울 장애, 공황 장애, 사회불안 장애, 범불안 장애, 강박 장애 치료 시 사용합니다. 신경정신과 약물의 가장 큰 부작용 중 하나인 의존성이 없습니다. 여러 문헌 연구에 따르면 만성 심인성 어지럼증에 대한 에시탈로프람의 치료 효과는 60% 이상으로, 예후가 좋습니다.

초기에 어지럼이 눈에 띄게 완화되지 않더라도 최소 1개월은 복용한 후에 더 사용할지 결정해야 합니다. 1~2주 복용하고 나서 이전 약과 큰 차이가 없다고 복용을 중단하면, 치료를 시작하지 않으니만 못하기 때문입니다. 그래서 처음 약물을 복용할 때 의사와 환자 모두 약물에 대해 충분히 파악해야 합니다.

처음 1개월 동안 효과가 있으면, 이후 2~3개월 정도 처방하고 치료를 마칩니다. 제대로 진단해 치료했다면 급격하게 증상이 완화되는 환자가 많은데, 그만큼 우리 주변에 마음의 병인 스트레스로 고생하는 사람이 많다는 뜻이기도 합니다.

(2) 정신건강의학과 의뢰

드물게 정신건강의학적 치료가 필요하기도 합니다. 환자의 이야기를 경청하는 것만으로도 어지럼이 낫는 경우가 있긴 하지만, 이비인후과 의사로서 한계가 있어 정신건강의학과에 의뢰합니다.

정신건강의학과에서는 정밀한 진찰을 통해 역동적 정신 치료,

대인 관계 치료 등 다양한 방법으로 환자의 마음을 편안하게 하기 위한 치료를 시행합니다.

(3) 전정 재활 운동 치료

약물 치료와 심리 치료도 중요하지만 가장 중요한 치료는 전정 재활 운동입니다. 전정 재활 운동은 자세 및 보행 훈련을 통해 환자가 독립적이고 활기찬 일상생활로 복귀하도록 돕는 운동입니다.

전정 재활 운동은 첫째로 약해진 평형 기관을 자극하여 기능을 회복시키고, 둘째로 주변 기관을 강화하며 중추 기관인 소뇌를 중심으로 보상 능력을 향상하고, 셋째로 지속적인 훈련을 통해 자신감을 심어줍니다. 또한 단순히 쉬거나 전정 억제제 등의 약물을 투약하는 것보다 심인성 어지럼증 치료에 효과적입니다.

6. 만성 심인성 어지럼증 환자의 장기 치료 결과

독일의 도린 후퍼트 박사 연구팀은 만성 심인성 어지럼증을 진단받은 106명의 환자를 대상으로 5~15년 동안 약물 치료와 전정 재활 운동 치료 등을 시행했습니다. 48%의 환자는 뚜렷한 호전을 보였고, 27%의 환자는 전혀 어지럼을 못 느꼈으나, 나머지 25%의 환자는 어지럼의 특별한 변화가 없거나 일부 악화되었다고 보고했습니다.

빙글빙글 도는 어지럼은 아닌데, 불쾌하고 지속적인 어지럼으로 어려움을 겪는 환자를 만나면 우선 심인성 어지럼증일 가능성을 고려해야 합니다. 전정 기능 검사로 양쪽 귀의 전정 기능이나 뇌 기능에 특별한 이상이 없다는 것을 환자에게 확인해주는 것도 중요합니다.

오랜 기간 어지럼에 시달려서 발생했거나 원래 앓고 있던 불안 장애, 혹은 막연한 공포심에 대한 상담과 치료가 필요할 수도 있습니다. 심리 치료를 위한 약물이나 지속적인 전정 재활 훈련에 대해서도 설명해야 하겠습니다. 이러한 어지럼은 1년 이상 지속될 수 있으므로 장기간의 적극적 치료가 필요합니다.

만성 심인성 어지럼증은 이비인후과의 어지럼증입니다. 따라서 정신건강의학과가 아니라 이비인후과에서 열심히 치료받아

| 도표 3-10. 만성 심인성 어지럼증 치료 결과 |

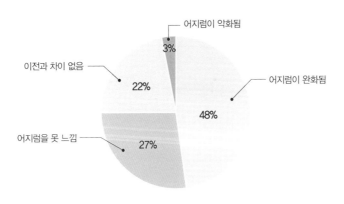

야 합니다. 약을 꾸준히 복용하고 어지러워서 힘들더라도 충분히 움직여야 합니다. 전정 재활 운동 역시 적극적으로 시행해야 합니다.

"나도 좋아질 수 있다"는 믿음을 가지고 오늘도 열심히 노력하시길 바랍니다.

"심인성 어지럼증" 정리

➕ 심인성 어지럼증은 스트레스, 성격, 우울증, 다른 어지럼증 후유증 등 여러 선행 요인이 있어 어지러울까 봐 어지러워지는 병입니다.

➕ 심인성 어지럼증은 지속적인 상담, 약물 치료, 전정 재활 운동을 시행하면 좋아지는 질환으로 꾸준한 상담과 치료로 극복할 수 있습니다.

제 4부

어지러운데
귀 때문이 아니라고요?

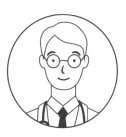

귀에 생긴 문제가 일으킨 어지럼을 다른 질환으로 착각하는 경우가 많습니다. 반면 어지럼이 나타나더라도 실제로는 기립성 저혈압, 일과성 뇌허혈증, 빈혈, 멀미 등으로 진단되는 경우도 있습니다. 제4부에서는 해당 진단의 증상, 원인, 치료 방법을 소개합니다.

1장

기립성 저혈압: 급격한 혈류량 변화로 어지러운 질환

1. 기립성 저혈압이란

눈앞이 캄캄해지는 어지럼의 흔한 원인 중 하나가 기립성 저혈압입니다. 기립성 저혈압은 갑자기 일어설 때 혈압에 변화가 생기면서 뇌로 이동하는 혈류량이 줄어드는 상태를 말합니다.

머리로 가야 하는 피가 아주 짧은 순간이라도 밑으로 쏠리면 우리의 뇌는 민감하게 반응합니다. 잠깐 동안 몸이 붕 뜨거나 온몸의 힘이 모두 빠져나가는 느낌이 들기도 합니다. 속이 울렁거리다가 심하면 구토를 하고, 갑자기 쓰러져서 크게 다치기도 합니다.

몸을 일으켜 세울 때 중력에 의해 다리 쪽으로 피가 밀려 내려오면서 심장으로 이동하는 혈액량이 갑자기 줄어듭니다. 심장의

입구와 목의 혈관에 있는 압력 수용체가 변화를 감지하고 피가 이동할 수 있도록 혈압을 올리라는 신호를 뇌에 보냅니다. 뇌의 명령에 의해 곧바로 맥박이 증가하고 혈관이 수축하면서 혈액 순환이 정상으로 돌아오는 것입니다. 그러지 않으면 뇌는 일시적인 산소 결핍 상태에 빠질 수밖에 없습니다. 이러한 일시적 허혈 상태가 기립성 저혈압입니다.

기립성 저혈압을 유발하는 다양한 원인 중 가장 흔한 것이 탈수입니다. 열이 나거나 설사 혹은 구토를 하다가 일어섰을 때, 눈앞이 아득해지는 느낌을 한 번쯤 겪어보셨을 것입니다. 이렇게 찾아오는 기립성 저혈압은 수분을 섭취하면 금방 완화됩니다.

오랫동안 움직이지 않고 누워 있다가 일어날 때에도 기립성 저혈압이 나타날 수 있습니다. 임신이나 음주 같은 요인에 의해 기립성 저혈압이 심해지기도 합니다.

나이가 들면서 압력 수용체의 기능이 떨어지고 심장이나 혈관의 반응 속도가 느려지면, 기립성 저혈압 발생 빈도가 증가하는 경향이 있습니다. 고혈압 약이나 심장 질환 약은 물론이고, 항우울제나 근이완제처럼 신경계에 작용하는 약물도 기립성 저혈압을 악화합니다.

2. 기립성 저혈압의 진단과 치료

기립성 저혈압의 진단은 빈혈이나 저혈당과 같은 기저 질환이나 심장 질환이 있는지 검사하는 것에서 시작합니다. 일어서서 혈압을 쟀을 때 5분 이내에 20mmHg(수은주밀리미터) 이상의 수축기 혈압 저하 또는 10mmHg 이상의 이완기 혈압 저하가 발생한다면 기립성 저혈압으로 진단합니다.

병원에 가기 전에 집에서 간단히 확인할 수 있는 방법으로는 숨을 깊게 들이마시고 풍선을 불 때처럼 크게 내쉬는 동작을 반복하는 것입니다. 이때 현기증이 느껴진다면 기립성 저혈압일 수 있습니다.

기립성 저혈압의 치료 목표는 혈압을 일정하게 유지하는 것입니다. 그러므로 급격한 혈압 변화를 일으키는 질환을 찾아 치료해야 합니다. 땀을 지나치게 많이 흘리지 말고, 탈수 상태에 빠지지 않도록 수분을 자주 보충해야 합니다. 그리고 앉을 때 다리를 꼬지 말아야 합니다. 일어날 때 혈관이 확장하면서 피가 순식간에 아래쪽으로 쏠리기 때문입니다.

압박 스타킹을 착용하면 다리로 쏠리는 혈액량을 감소시켜 기립성 저혈압을 예방할 수 있습니다. 비슷한 예로, 전투기 조종사의 비행복 바지가 압박 스타킹과 같은 역할을 해서 저혈압으로 인한 의식 상실을 방지해줍니다.

일상생활이 힘들 정도로 기립성 저혈압 증상이 심각한 환자에게는 약물을 처방하기도 합니다.

2장
일과성 뇌허혈증: 뇌졸중과 비슷하게 어지러운 질환

1. 일과성 뇌허혈증이란

일과성 뇌허혈증은 뇌졸중과 비슷한 증상을 일시적으로 일으키는 병을 일컫습니다. 뇌졸중으로 볼 수 있는 전형적 증상이 몇 분에서 몇십 분 정도까지 나타나다가 회복되며 특별한 문제가 없는 것처럼 보이기 때문에 대수롭지 않게 여기고 지나치는 경우가 많습니다. 하지만 질환이 뇌졸중까지 이어질 가능성이 높아서 가볍게 생각해서는 안 됩니다.

증상은 일반적인 뇌졸중 증상과 같습니다. 한쪽 팔다리의 힘이 빠지거나 감각이 이상해지는 경우, 말이 느려지거나 제대로 발음이 되지 않는 경우, 갑자기 상대방의 말을 이해하기 어려운 경우, 시야에 문제가 생기거나 물건이 겹쳐 보이는 경우, 평형을 유지하기 힘든 어지럼을 느끼는 경우에는 일과성 뇌허혈증, 나아가서 뇌졸중일 가능성을 염두에 두어야 합니다.

| 그림 4-1. 일과성 뇌허혈증 환자(좌)와 뇌경색 환자(우)의 MRI |

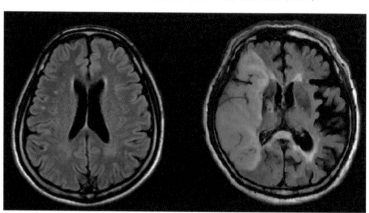

2. 일과성 뇌허혈증의 증상과 예방

일과성 뇌허혈증일 때 느끼는 어지럼은 감각 기관의 문제가 아니라, 신호를 해석하고 통제하는 기능 자체에 문제가 생겨 나타난 것입니다. 그래서 일과성 뇌허혈증 환자는 의사에게 몸이 붕 뜨거나 술에 취한 것 같다고 자신의 증상을 표현합니다.

귀로 인한 어지럼증 환자는 이보다 어지럼을 더 심하게 느끼지만 몸을 움직이는 데는 어려움이 없습니다. 하지만 일과성 뇌허혈증 환자는 사지, 특히 손가락을 정밀하게 움직이지 못하는 증상을 겪기도 합니다. 물론 뇌 속의 수많은 혈관 중 어떤 곳에 어느 정도의 문제가 생겼는지에 따라 다른 증상을 보이기 때문에 하나의 증상만으로 쉽게 진단하기는 어렵습니다.

뇌졸중 고위험군은 나이가 많고 뇌졸중 가족력 또는 유관 병력이 있는 남성입니다. 당뇨나, 고혈압, 고지혈증과 같은 심장 관련 질환을 앓고 있다면 위험은 훨씬 더 높아집니다. 과체중이거나 흡연하는 사람도 뇌졸중 위험을 인지하고 생활 습관을 개선해야 합니다. 금연하고 매일 30분씩 꾸준히 운동하면서, 혈관 건강을 해치는 콜레스테롤, 지방, 나트륨의 섭취를 줄여야 합니다.

재차 강조하지만, 일과성 뇌허혈증으로 인한 증상은 심각한 문제가 발생할 수 있다고 미리 알려주는 경고입니다. 따라서 증상이 금방 사라진다고 해서 가볍게 생각하고 넘겨버리는 일이 없어야 합니다.

3장
빈혈: 피에 산소가 부족해 어지러운 질환

1. 빈혈이란

빈혈은 피에서 산소를 운반하는 단백질인 헤모글로빈이 모자라서 나타나는 질환으로 어지럼증을 진단할 때 제일 먼저 확인해야 하는 만성 질환입니다. 발생 원인과 치료 방향이 여타 질환과는 완전히 다르기 때문입니다.

기립성 저혈압과 일과성 뇌허혈증이 뇌로 이동하는 혈관이 순간적으로 막히는 질환이라면, 빈혈은 피는 잘 순환하지만 피에 산소가 부족한 상태를 의미합니다. 서서히 만성화되므로 어지럼보다는 피로나 무기력감이 느껴질 수 있습니다. 뇌로 산소를 더 많이 공급하기 위해서 심장 박동을 늘리기 때문에 주로 가슴이 두근거리는 증상을 동반하고 가슴이 답답하거나 숨이 가쁘기도 합니다. 심할 때는 기립성 저혈압에서처럼 눈앞이 캄캄해지는 블랙아웃을 경험하기도 합니다.

다행히 우리나라에서는 쉽게 빈혈 검사를 받을 수 있습니다. 병원에서 피 검사를 하면 헤모글로빈 수치를 알려주는데, 정상 헤모글로빈 수치는 나이에 따라 다르지만 남성은 13~17g/dl, 여성은 12~15g/dl 정도입니다. 헤모글로빈 수치가 10g/dl 이하면 빈혈이 있는 것입니다.

2. 빈혈의 진단과 예방

헤모글로빈 수치가 많이 낮다면 그 원인을 찾아야 합니다. 수치가 낮다는 것은 헤모글로빈 단백질이 모자라다는 뜻이어서, 단백질이 어딘가로 빠져나가고 있을 가능성을 의심해보아야 합니다. 몸속 어딘가에서 출혈이 있으면 피를 아무리 많이 만들어도 계속 모자랄 수밖에 없습니다.

눈에 보이지 않는 출혈이 주로 생기는 곳은 위장관(소화 기관)입니다. 변에 섞인 피는 붉지 않고 검게 변해서 장에서의 출혈은 쉽게 발견하기 어렵기 때문입니다. 젊은 여성이라면 생리혈 과다로 헤모글로빈 수치가 낮아진 것은 아닌지 확인해야 합니다.

헤모글로빈 생성에 필요한 요소가 부족해서, 생성 과정 자체에 문제가 생기기도 합니다. 골수에서 헤모글로빈을 만들 때 꼭 필요한 요소인 철분이 부족해서 헤모글로빈 수치가 낮아졌을 수도 있습니다. 그래서 빈혈이 있을 때 철분 제제를 섭취해야 하는 것입니다. 임신 중에는 헤모글로빈 생산에 필수적인 철분, 비타민 B_{12}, 엽산이 부족해지기 쉽기 때문에 더욱 주의를 기울여야 합니다. 유전적으로 허약한 헤모글로빈이 만들어질 경우에도 빈혈이 나타날 수 있습니다.

이처럼 빈혈의 진단은 쉽지만 그 원인을 찾고 해결하는 것은 간단하지 않습니다. 만성적 피로와 함께 어지럼이 느껴지고 피검사 결과에서 빈혈이 의심된다면 바로 원인을 찾아야 합니다. 영양분 섭취를 통해 빈혈을 예방하고 싶다면, 철분이 많이 함유된 식품인 간, 굴, 달걀노른자, 살코기 등을 섭취하십시오. 비타민 B_{12}가 많이 함유된 육류(간, 허파), 어류, 유제품 등의 동물성 식품, 엽산이 많이 들어 있는 간과 채소의 섭취를 늘리면 좋습니다. 또한 비타민 C는 십이지장의 철 흡수를 도와주므로 비타민 C가 많

| 그림 4-2. 정상 적혈구(좌)와 유전자 결함으로 인해 낫 모양으로 변한 적혈구(우) |

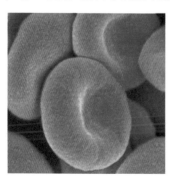
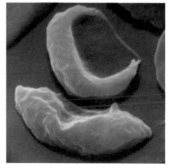

이 함유된 감귤류, 딸기 등의 과일이나 신선한 채소를 매일 섭취하는 것도 도움이 됩니다.

세포 노화를 억제하는 항산화 물질인 탄닌은 철분 흡수를 저해하므로 철분 제제를 복용할 경우에는 녹차, 홍차와 같이 탄닌이 풍부한 음료를 마시지 않아야 합니다. 하지만 원두커피, 와인, 덜 익은 과일, 밤, 도토리, 참나무, 복분자 등과 같은 수많은 식품에 탄닌이 포함되어 있어 모두 피하기는 힘들 수 있으니 이러한 식품을 과도하게 섭취하지 않는 것부터 시작하십시오.

4장

멀미: 시각 정보와 평형 정보가 충돌해 어지러운 질환

'어지럼' 하면 쉽게 연상되는 단어가 멀미입니다. 자동차, 배, 비행기를 타고 멀미를 한 번도 겪어보지 않은 사람은 아마 없을 것입니다. 심지어 엘리베이터를 탈 때 멀미하는 사람도 있습니다. 그렇다면 멀미란 무엇이고 이것이 왜 생기는지 알아보겠습니다.

멀미는 시각 정보와 평형 기관의 평형 정보가 충돌할 때 발생합니다. 평형 기관은 머리나 몸의 움직임을 알아채서 보고 싶은 사물에 시선을 고정하고 균형을 잡아주는 역할을 합니다. 즉 몸이나 머리가 움직일 때마다 평형 기관이 일을 하는 것입니다.

배를 타면 파도가 출렁일 때마다 평형 기관은 몸이나 머리가 움직인다고 인식합니다. 그런데 먼바다를 보면 그다지 변화가 없어 보입니다. 이럴 때 평형 기관이 전달한 "머리와 몸이 흔들린다"는 평형 정보와 눈이 알려준 "별로 움직임이 없다"는 시각 정보가 뇌에서 충돌합니다. 귀에서는 막 흔들린다고 하는데 눈은 아니라고 하니까, 뇌는 어떤 정보가 맞는지 헷갈리는 것입니다. 그래서 배를 탈 때는 먼바다를 보지 말고 차라리 눈을 감고 있는 것이 낫습니다.

파도가 심하면 평형 기관이 심하게 반응해서 배를 타는 것만으로도 어지럽기 때문에 배를 타기 전에 멀미약을 먹거나 멀미약 패치를 귀 뒤에 붙입니다. 멀미약이 평형 기관을 안정시켜 심한 움직임에도 평형 기관이 반응하지 않도록 해 뱃멀미를 예방할 수 있습니다.

요즘에는 도로포장이 잘되어 있어서 울퉁불퉁한 길이 거의 없고, 어릴 때부터 차를 타고 다니면서 자동차를 타는 데 익숙해졌기 때문에 차멀미를 느끼는 경우가 크게 줄어들었습니다. 그럼에도 불구하고 멀미가 심한 사람은 직접 운전할 때는 별 문제가 없어도 뒷좌석에 앉기만 하면 속이 울렁거린다고 토로합니다. 그 이유는 "멀미의 예방"에서 설명하겠습니다.

멀미가 흔들리는 바닥 위에 있을 때 발생하는 어지럼이라면 상륙증후군Mal de Debarquement Syndrome은 평평한 바닥 위에서 발생하는 어지럼입니다. 배나 비행기에서 내리고 난 후 일정 시간이 지나면 흔들리는 느낌이 사라져야 하는데, 이 병을 앓으면 멈춰 있는 바닥에 서 있을 때 어지럼이 느껴집니다.

매우 드문 질환이지만, 이러한 증상을 없애려면 다시 비행기나 배에 타야 합니다. 30~40대 젊은 여성에게 주로 발생하며 아직 원인은 밝혀지지 않았습니다. 대부분 1년 정도 지나면 증상이 사라지지만, 검사를 해도 평형 기관이나 시운동계의 특별한 이상을 찾을 수 없어서 멀미약도 효과가 없는 질환입니다.

2. 멀미의 예방

멀미가 생기는 전형적인 상황은 자동차 뒷자리에서 책을 보거나 스마트폰을 들여다볼 때입니다. 고개를 들어 창밖을 보고 내 몸이 움직이고 있다는 것을 눈에 알려주는 것만으로도 멀미가 잦아들 때가 많습니다. 앞 좌석에 앉아 자동차의 진행 방향이 시야에 들어오도록 해도 도움이 됩니다. 앞자리에 앉으면 몸, 평형 기관, 눈의 운동 방향이 일치해서 뒷자리에 앉을 때보다 덜 어지러운 것입니다.

공복이라면 멀미 증상이 더 심해지므로 탑승 전에 식사를 하거나 탄산음료를 마시는 것도 도움이 됩니다. '키미테'와 같은 멀미약(스코폴라민)이 가장 효과적으로 멀미를 완화하지만, 피부에 붙이는 패치 형태의 멀미약은 용량 조절이 불가능해서 부작용이 나타날 수 있으므로 주의해야 합니다. 멀미약도 없고 음식도 없다면 최대한 빨리 잠드는 것도 방법입니다.

"어지러운데 귀 때문이 아니라고요?" 정리

➕ 기립성 저혈압이란 갑자기 일어설 때 머리로 가야 하는 혈관의 피가 몸의 아래쪽으로 쏠리면서 짧은 순간에 발생하는 어지럼을 말합니다. 자칫 넘어져서 크게 다칠 수 있으므로 주의해야 합니다. 움직일 때에만 어지럼이 발생하기 때문에 귀에 이상이 있다고 오해할 수 있습니다.

➕ 일과성 뇌허혈증이란 뇌 속 혈관이 일시적으로 막히면서 뇌졸중과 비슷한 증상을 일으키지만 후유증 없이 회복되는 질환입니다. 금방 회복되어 무심코 지나칠 수 있으나, 심각한 후유증을 동반하는 뇌졸중의 경고 신호이므로 미리 대비해야 합니다.

➕ 빈혈은 혈액 내 산소 운반의 문제로 인한 만성적인 산소 결핍을 말하며, 피 검사를 통해 진단할 수 있습니다.

➕ 멀미는 눈과 귀를 통해 들어오는 정보가 서로 어긋나면서 발생하는 문제입니다. 병은 아니지만, 교통수단을 탈 때마다 겪는다면 일상생활이 불편하므로, 평형 기관의 반응을 완화하는 방법을 미리 찾아두는 것이 좋습니다.

제5부

어지럼을 치료하는 약, 어지럼을 일으키는 약

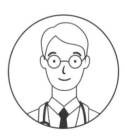

제5부에서는 어지럼에 흔하게 처방되는 약과 그 약을 슬기롭게 사용할 수 있는 방법을 정리하겠습니다. 다른 질환을 치료하기 위한 약 중에 어지럼을 일으킬 수 있는 약에 대해서도 설명하겠습니다.

1장
어지럼을 치료하는 약

현대 사회의 각종 문제가 심화되면서 약물이 필요한 사람도 늘어났습니다. 스트레스와 불안, 불면에 시달리는 사람이 많아졌고 난청과 관련된 이명을 호소하는 사람도 적지 않습니다. 노령 인구가 늘어나면서 이석증과 같은 어지럼 질환까지 폭증해 의사들은 어지럼 약, 안정제, 수면제 등의 약을 더 자주 처방합니다.

유용한 약물이 개발되면서 스트레스, 불안, 불면, 우울, 어지럼 등을 해소할 방법이 생겼습니다. 잘 알고 적절하게 사용하면 명약이지만, 과용하거나 남용하면 건강에 치명적일 수 있습니다. 장기간 복용할수록 부작용이나 의존성이 생길 수 있어 주의해야 합니다.

지금 복용하는 약물에 대해 얼마나 알고 있으신가요? 예를 들어 급작스럽게 어지럽고 토하고 빙글빙글 돌 때는 '어지럼 비상 약', 즉 강한 약을 복용해야 합니다. 급성 어지럼 증상에는 약한 약이 듣지 않기 때문입니다. 급성 어지럼이 완화되면 어지럼을 조정하면서도 졸리거나 무력감에 빠지지 않을 정도의 약한 어지럼 약을 사용합니다.

시간이 더 지나 어지럼이 아예 없어지면 어떻게 해야 할까요? 가급적이면 어지럼 약을 끊고 전정 재활 운동 등 어지럼 완화에 도움이 되는 운동을 열심히 하시면 됩니다.

이처럼 어떤 질환을 치료하든 증상과 시기에 따라 약물의 종류와 용량이 달라져야 합니다. 약물에 대한 반응은 사람마다 달라서 본인이 약물에 대해 잘 알고 의사의 지시를 참고해 본인의 증상에 따라 용량을 조절한다면, 어지럼을 치료할 수 있을 것입니다.

결국에는 모든 약을 끊고 일상으로 돌아오도록 하는 것, 만일 어지럼이 다시 닥친다고 하더라도 대응할 수 있는 약물과 방법을 알고 안심하도록 하는 것이 진정한 의술이자 치유라고 생각합니다.

1. 어지럼 약을 잘 알고 복용해야 하는 이유

"처방 약들을 눈으로 보고 구별할 수 있습니까?"
"아니요. 어려울 것 같습니다."
"처방 약들을 먹어는 보았습니까?"

"아니요. 병을 앓아본 적이 없어서…. 먹어봐야 하나요?"

"의사가 알아보지도 못하고 먹어보지도 못한 약을 환자들에게 처방할 수 있겠습니까? 무슨 과일인지도 모르고 주스로 만들어 주고, 무슨 약초인지도 모르고 탕약을 달여주면 믿고 마실 수 있겠습니까?"

의사뿐만 아니라 환자도 복용하는 약, 특히 어지럼에 관한 약은 정확히 알고 사용해야 합니다. 매번 환자에게 처방할 약을 직접 보여주면서 자세히 설명하다 보면 환자도 필요에 따라 적절히 약을 사용하는 것에 능숙해집니다. 잘 듣는 약과 잘 안 듣는 약을 환자가 직접 알려주기도 합니다. 나중에는 준전문가가 되어 약의 용량까지 정해 스스로에게 약을 처방합니다. 이처럼 본인이 먹는 약은 본인이 잘 알고 쓸 줄 알아야 증상과 질병을 효율적으로 다스릴 수 있습니다.

회사에서 성과를 내고 싶어 스트레스를 받았던 시기가 있었습니다. 걱정 때문에 잠을 못 자고 간간이 어지럼에 시달리다가 강력한 수면제를 처방받았고 수면제 복용 초반에는 잠이 잘 와서 만족스러웠습니다. 그러나 수면제를 먹기 시작한 지 몇 주가 지나자 이상하게 계속 무력해지고 낮에도 자주 졸음이 오는 문제가 생겼습니다. 그제야 이러한 증상이 약물 부작용이라는 것을 일었습니다. 증상을 없애기 위해 상시 복용하던 수면제를 끊었더니 다시 불안해지고 3일 동안 잠도 제대로 오지 않았습니다(반동성 불면증). 며칠 동안 잠을 못 자니 결국에는 하루 종일 졸 수밖

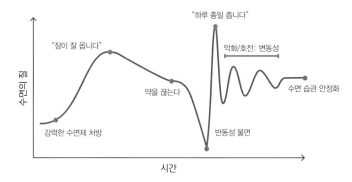

| 도표 5-1. 수면제 처방 후 시간에 따른 변화 |

"하루 종일 좁니다"

"잠이 잘 옵니다"

악화/호전: 변동성

수면의 질

약을 끊는다

수면 습관 안정화

강력한 수면제 처방

반동성 불면

시간

에 없었습니다. 밤에 못 자고 낮에 조는 것을 며칠 반복하고 나서야 수면제 복용 전 상태로 돌아올 수 있었습니다.

수면제로 인해 수면의 질에 변동Fluctuation이 생긴 것으로 수면제 복용 시 누구나 겪을 수 있는 증상입니다. 수면제를 끊고 생기는 변동과 괴로움 때문에 다시 수면제나 안정제를 복용하고 싶다는 유혹이 생길 수 있지만, 저는 일련의 과정을 파악하고 관찰했기 때문에 증세의 변화를 견딜 수 있었습니다(도표 5-1). 이런 시기를 거쳐 수면 습관을 개선해 수면의 질을 높이고 적절한 용량의 수면제를 복용하는 법을 터득했습니다. 의사조차도 어지럼 약, 안정제, 수면제 등을 실제로 먹어보고 부작용에 시달려봐야 이러한 약의 실체를 알 수 있었던 것입니다.

이처럼 어지럼 약, 안정제, 수면제 등을 복용하면 초기에는 어지럼이 완화되고, 감정이 안정되고, 잠이 잘 오는 등 일시적인 효과를 봅니다. 하지만 장복하면 낮에 무력하고 졸려서 일상생활에 지장이 생길 수 있습니다. 더 큰 문제는 약을 끊으려고 할 때 어지럼이 심해지며 불안해지고 잠이 오지 않는 약물 반동성이 나타나 약물을 끊기 어렵다는 것입니다.

반동성 불면증이 생기는 시기에 현명하게 참고 약물을 조절해야 하지만, 대부분 그러지 못하고 장기간 이러한 약을 복용합니다. 그러다 보면 결국 삶의 질은 떨어지고 약이 잘 듣지 않아 점점 더 많은 약물, 더 높은 용량의 약물을 찾게 됩니다. 약물 중독, 약물 남용으로 이어질 수 있으니 각별히 주의해야 합니다.

2. 벤조디아제핀

어지럼 약물 및 안정제Tranquilizer의 선두 주자이자, 가장 대중적인 어지럼 약물은 벤조디아제핀Benzodiazepine입니다. 신체에서 작용하는 반감기가 짧은 약물일수록 효과가 잘 나타나지만 빠르게 없어지고 의존성이 심하게 생길 수 있습니다. 따라서 증세를 단기간에 조정할 것인지, 장기간 조절할 것인지에 따라 반감기가 다른 약물을 처방합니다.

5가지의 약이 대표적인 벤조디아제핀계 약으로 알려져 있습니다. ①알프라졸람Alprazolam은 효과가 강력하고 반감기가 6시간 정도로 짧습니다. ②에티졸람Etizolam도 반감기가 6시간 정도로 짧아 자주 사용됩니다. ③로라제팜Lorazepam이라는 약은 반감기가 10~20시간 정도입니다. ④클로나제팜Clonazepam이라는 약은 반감기가 18~50시간 정도입니다. ⑤디아제팜Diazepam은 반감기가 20~100시간으로 가장 깁니다. 약물의 강도 및 작용 시간을 비교하기는 어렵지만, 신체에 남아 있는 시간에는 차이가 있습니다.

벤조디아제핀은 성분별, 종류별로 복용할 수 있습니다. 앞서 언급한 대표적인 벤조디아제핀계 약도 회사별, 나라별로 이름이 다릅니다. 성분이 동일한 약은 상품명이 달라도 모양이 거의 비슷하며, 독특한 글자 또는 색으로 구별할 수 있습니다. 국내 '약학정보원(www.health.kr)'에서 제공하는 정보를 통해 약의 모양을 정확히 알 수 있습니다.

(1) 알프라졸람

불안, 우울, 수면 장애, 공황 장애 등에 가장 많이 사용되는 약입니다. 뇌의 흥분을 가라앉히는 신경 전달 물질인 GABA(Gamma-Aminobutyric Acid) 수용체에 작용하여 뇌세포를 안정화시켜서 심신이 안정되고 잠이 오는 효과를 가져옵니다. 마이클 잭슨, 휘트니 휴스턴이 마지막까지 상용하던 약입니다. 진정 및 수면 효과가 아주 좋은 약이지만, 그만큼 중독성이 강하

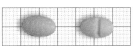

| 자낙스정 0.25mg(한국화이자) |

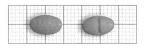

| 자낙스정 0.5mg(한국화이자) |

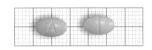

| 알프람정 0.25mg(환인제약) |

고 끊기 어려우며 '자낙스', '자나팜', '알프람' 등 여러 상품명으

로 불립니다. 타원형 모양에 반으로 자를 수 있는 금이 있어 구별하기 쉽습니다. (모눈종이 한 칸의 크기는 가로 1mm, 세로 1mm입니다. 약의 앞면을 왼쪽에 약의 뒷면을 오른쪽에 배치했습니다.)

(2) 에티졸람

알프라졸람처럼 반감기가 짧고 작용 시간이 빠른 약입니다. 특히 수면 장애를 치료하기 위해 잘 쓰입니다. 주로 '데파스Depas'라는 상품명으로 많이 사용되며 약에 'DP'라는 표식이 있습니다.

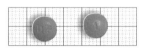

| 데파스정 1mg(종근당) |

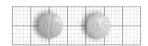

| 데파스정 0.5mg(종근당) |

고령자가 복용하면 혀가 꼬이고 말이 헛나가는 등의 구음 장애를 유발하는 부작용이 나타날 수 있습니다. 이때 뇌출혈 또는 풍이 생겼다고 오해하여 응급실을 방문하기도 합니다.

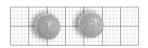

| 데파스정 0.25mg(종근당) |

(3) 로라제팜

지속적인 불안, 불면으로 치료를 해야 할 때 사용하는 약입니다. 특이하게 간에서 약물의 대사 작용이 이루어지지 않는 약으로, 간 기능이 저하된 환자도 안전하게 복용할 수 있습니다.

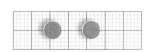

| 아티반정 0.5mg(일동제약) |

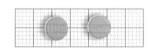

| 아티반정 1mg(일동제약) |

상대적으로 중독성이 높다고 알려져 있어 2~4주 이상 연속적으로 사용하지 않는 것이 안전합니다. '아티반Ativan'이라는 상품명으로 유명하며, 반으로 자를 수 있는 금이 있고 'IDP'라는 표식이 있는 노란색 약입니다.

(4) 클로나제팜

벤조디아제핀 중에서도 대중적인 약으로 공황 장애, 발작, 간질 등의 치료에 사용합니다. 이명 또는 어지럼 치료에 잘 쓰일 수 있는 약이고 가격이 저렴한 편입니다.

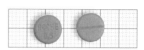

| 리보트릴정 0.5mg(한국로슈) |

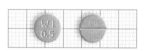

| 환인클로나제팜정 0.5mg(환인제약) |

　작용 시간이 적당하고 적절히 사용될 경우 중독성이 상대적으로 낮습니다. 로슈에서 만드는 약이 대표적이며 상품명은 '리보트릴Rivotril'입니다. 살구색 약제에 반으로 자를 수 있는 금과 'ROCHE'라는 표식이 있습니다.

(5) 디아제팜

반감기가 길지만 흡수율이 높아 체내에 빨리 퍼지기 때문에 작용 시간이 길지 않습니다. 65세 이상 환자가 8주

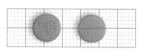

| 바리움정 0.5mg(한국로슈) |

이상 복용하지 않도록 해야 하며, 장기 사용 시 체내에 축적될 수 있으니 주의해야 합니다. 로슈에서 만드는 약으로 상품명은 '바리움Valium'입니다. 노란색 약제에 반으로 자를 수 있는 금이 있

고 'ROCHE'라는 표식이 있습니다.

벤조디아제핀 복용 시 대부분 3~4단계의 수면, 즉 깊은 잠이 감소하고 렘수면REM Sleep이 중등도로 억제됩니다. 밤에 진정 효과를 얻고 불안이 감소하지만, 얕은 수면을 취하기 때문에 실제로 일부 환자는 낮 동안 피로감을 느낍니다. 수면의 정상적인 사이클이 방해받아 수면의 질이 좋지 않은 것입니다.

수면의 질을 높이고 진정 작용을 강화하기 위해 벤조디아제핀의 용량을 늘리기도 하지만, 이러한 방법은 낮 동안의 생체 기능을 더 약화할 수 있습니다. 부작용이 의심될 때는 일주일에 한 번씩 용량을 줄여나가다가 2주 이상 약을 끊고 상태를 재점검해야 합니다.

3. 항히스타민계 진정제

항히스타민계 진정제는 어지럼 치료에 사용하는 대표적인 진정제Sedative입니다. 가장 많이 쓰는 항히스타민계 진정제는 디멘히드리네이트Dimenhydrinate입니다. 진정제는 흥분을 줄이거나, 열을 내리고, 중추신경계와 대뇌 피질에까지 영향을 줄 수 있으며, 마취 시에도 사용하는 전문적인 약물입니다.

이와 달리 안정제는 피질하 영역 또는 간뇌에 영향을 미쳐 정신적 흥분을 가라앉히는 약으로 수면, 진통, 해열, 마취 작용 없이 병적인 이상 흥분만 진정시킵니다. 안정제는 항불안제를 지칭하고자 1953년에 프레드릭 용크먼 박사가 처음 사용한 표현입니다.

(1) 디멘히드리네이트

상품명은 '보나링에이Bonaling-A'이며 하얀색 금의 위아래에 'BN'이라는 글자가 있습니다. 어지럼 치료에 오랫동

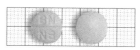

| 보나링에이정 50mg(일양약품) |

안 널리 사용되어온 약입니다. 귀 밑에 붙이는 멀미약의 대명사인 '키미테'의 주요 성분이기도 합니다. 어지럼을 자주 겪는 사람이라면 한 번 이상 복용한 적이 있을 정도로 흔한 약물입니다.

(2) 신나리진 20mg + 디멘히드리네이트 40mg

상품명은 '알레버트Arlevert'이며 하얀 알약에 'A' 또는 '3'자가 표기되어 있고, 은박 포장지에 싸여 있어 구

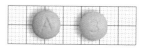

| 알레버트정(한국유니팜) |

별하기 쉽습니다. 디멘히드리네이트와 칼슘 채널 길항제Calcium Channel Blocker 종류인 신나리진Cinnarizine을 섞은 약입니다. 뇌세포 간 칼슘 이온 채널을 이용하는 신경 신호들을 안정시켜서 어지럼, 구토 등을 제어하는 데 도움을 주고자 혼합했습니다.

4. 어지럼 약 사용법

"어지럼 약은 언제 먹나요?"라는 질문을 종종 받습니다. 이때 "당연히 어지러울 때만 드셔야지요"라고 농담 반 진담 반으로 대답합니다. 아침에 복용하면 졸음이 와 집중해서 일을 하기 어렵고 운전 시에도 사고가 발생할 수 있기 때문입니다. 따라서 어지럼 비상 약은 갑자기 어지럽고 토하고 세상이 빙글빙글 돌 때만 복용하고, 1~2회 먹어도 어지럼이 완화되지 않는다면 반드시 병원에 방문해야 합니다.

어지럼이 전보다 완화되더라도 어지럼 약을 가급적이면 저녁 혹은 밤에만 복용하고 바로 취침하는 것이 좋습니다. 어지럼 약에 졸음을 유발하는 성분이 있어 수면 질 향상에도 도움이 되기 때문입니다. 어지럼 약을 아침, 점심, 저녁으로 일정하게 복용하면 졸거나 낮잠을 많이 자서 결국에는 수면 리듬이 깨질 수도 있으므로 가급적 절제해야 합니다.

노령층에서 많이 발생하는 이명도 마찬가지입니다. 이명의 증상으로 귀 또는 머릿속에서 '삐-' '뚜-' '찌-' 같은 일정하고 긴 소리가 발생하는데, 환자들은 이러한 소리를 벌레 우는 소리, 바람 소리, 기계 소리, 휘파람 소리, 맥박 소리 등으로 표현합니다. 다른 높이의 음이 섞여 들리기도 합니다.

이명의 원인은 청력 감소와 연관이 있습니다. 노인성 난청, 소음성 난청 등 청력 손상이 있는 경우에 이명이 발생합니다. 신경이 쓰이고 불안하고 잠을 못 이루는 등의 증세가 나타나는 질환이기 때문에 안정제를 처방합니다. 조용한 밤에 특히 이명이 크게 들리므로 약을 먹고 바로 수면을 취하길 권유합니다.

안정제, 수면제, 이명 약 등을 복용한 후 TV를 보거나 휴대폰을 사용하면서 잠이 올 때까지 기다리는 것은 소용없는 행동입니다. 소량으로는 약에 취해 잠이 들기 어렵고 증상도 완화되질 않으니 더 높은 용량의 약을 먹어야 하는 걸까요? 아닙니다. 증상이 조절되는 최소한의 용량을 필요할 때만 복용하는 것이 가장 좋습니다. 이분하여 복용할 수 있도록 알약 중간에 금이 있으니 어지럼 약이 강하게 느껴지거나 졸린 증상이 나타나면 절반의 용량만 사용해보십시오. 이때도 부작용이 없다면 본인에게 적절한 약물 용량을 찾은 것입니다.

어지러워서 내원하는 환자의 상당수가 정확한 시간에 적절한 용량의 약을 사용하지 못합니다. 어지러워서 내과에서 어지럼 약을 처방받고, 효과가 없다고 이비인후과에서 약을 또 받고, 신경과나 정신건강의학과 등등 여러 곳에서 어지럼 약을 받아 한꺼번에 복용하는 환자도 있습니다. 이렇게 복용하면 평형 담당 기능이 더 저하되어 어지럼이 심해지고 약을 추가로 먹는 악순환에 빠집니다. 따라서 이런 경우에는 불필요한 것을 제외하는 방식으로 약을 처방할 수밖에 없습니다.

2장
어지럼을 일으키는 약

어지럼으로 병원이나 약국을 방문하면 약을 처방해줍니다. 감기약을 먹고 몸살감기 기운을 잠재우듯 어지럼도 어지럼 약을 통해 쉽게 완화되면 좋겠지만, 다양한 검사를 받고 어지럼 약을 복용해도 어지럼이 없어지지 않아 고생하는 경우가 많습니다.

당시 받은 진단이 잘못되었는지, 약이 잘못되었는지 걱정이 되어서 다시 유명하다는 대학 병원에 방문해 아까운 시간과 돈을 낭비합니다. 왜 그럴까요?

어지럼으로 외래 진료를 받는 환자들이 원하는 것은 어지럼을 없애는 약입니다. 그런데 어지럼은 너무나 다양한 원인에 의해 발생하기 때문에 바로 효과가 나타나는 '기적의 약'은 없습니다. 약으로 치료 효과를 볼 수 있는 대표적인 어지럼 질환의 예를 알아보겠습니다.

어지럼의 가장 흔한 원인인 이석증에는 약물 치료보다 물리 치료를 주로 진행합니다. 이석증으로 진단받았는데 약을 먹어도 차도가 없어 다른 병원에서 재진료를 받는 환자에게는 이석 정복술을 권합니다. 이석을 제자리로 돌려놓기 위한 물리 치료를 받아야지 약물 치료로는 근원적으로 이석증을 치료할 수 없습니다. 초기에 너무 심한 어지럼이 있을 때만 전정 진정제인 디아제팜 혹은 디멘히드리네이트 등을 보조적으로 사용합니다.

다음으로, '귀 감기'라고 불리는 전정 신경염이 있습니다. 환절기에 잘 발생하는 질환입니다. 감기를 일으키는 바이러스가 코에 들어가면 콧물이 나오는 코감기에, 목에 들어가면 기침과 가래가 나오는 목감기에 걸립니다. 마찬가지로 바이러스가 귀로 들어가면 어지럼 신경에 염증을 일으켜 갑작스러운 어지럼을 초래하는 것입니다.

전정 신경염 초기에는 약물 치료로 염증을 가라앉힐 수 있습니다. 바이러스 감염에 의해 급성으로 어지럼이 발생한 경우이므로 초기에 항바이러스 약물을 사용하기도 합니다. 또는 스테로이드게 약물을 사용해서 전정 신경의 급성 염증을 가라앉힐 수 있습니다. 스테로이드계 약물이 전정의 조직 보호 및 혈액 순환을 도와 좀 더 빨리 어지럼을 치료할 수 있습니다. 급성기에는 심한 어지럼으로 인해 환자가 많이 힘들어하지 않도록 전정 억제제를 사용해서 증상을 완화하기도 합니다.

약으로 치료하는 병 중에 메니에르병과 같이 내림프 수종에 의해 어지럼이 생기는 병이 있습니다. 평소에는 특별한 증상 없이 멀쩡하다가도, 과로하거나 스트레스를 받는 등 몸의 이상이 생기면 혈압이 올라가듯이 귀의 압력이 올라갈 수 있습니다. 이때 환자의 귀는 한쪽 혹은 양쪽 귀 안에서 풍선이 부풀어 꽉 막힌 것처럼 먹먹합니다. 그러다가 순간적으로 터지는 듯한 통증이 느껴지고 수십 분에서 길게는 며칠 동안 심한 어지럼을 경험합니다.

이러한 어지럼이 반복되면 결국 청력이 떨어지며 평소에도 몸의 균형이 안 맞는 듯한 불편감을 느낄 수 있습니다. 난청 때문에 이명이 생겨서 예전처럼 지내는 것이 점점 더 힘들어지기도 합니다. 그래서 메니에르병으로 진단받았다면, 평소 싱겁게 먹고 물을 많이 마시는 습관을 기르는 것이 좋습니다. 이와 더불어 몸속과 귓속의 염분을 제거해서 내림프액의 압력을 낮추는 이뇨제 등을 복용하거나, 심한 경우 고실 내 젠타마이신 주입이나 수술 치료로 내림프낭 감압술을 시행할 수도 있습니다.

젊은 여성에게서 흔하게 발생하는 편두통성 이지럼증도 있습니다. 혈관의 이상 증상이 달팽이관과 평형 기관을 담당하는 혈관에도 문제를 일으켜서 발생하는 어지럼증입니다. 전정 기능 검사를 해봐도 결과가 정상으로 나오기 때문에, 환자의 평소 어지럼 증상을 듣고 편두통성 어지럼증으로 진단하기도 합니다. 편두통이 평소에 자주 발생하면 매일 소량의 예방약을 복용하고 가끔 발생하면 편두통이 심할 때마다 약을 복용하면 됩니다.

어지럼을 호소하는 환자들을 제대로 진단할 수만 있다면 정확한 치료와 약물 처방으로 어지럼을 완화할 수 있습니다. 그런데 막상 진료를 하다 보면, 증상, 진단, 치료 약이 맞아떨어지지 않는 경우가 있습니다. 이비인후과 의사들은 여러 전정 기능 검사를 시행하고도 정확한 진단을 할 수 없는 경우, 환자의 증상과 가장 유사한 증상을 보이는 질환에 사용하는 약을 처방합니다. 앞서 언급했던 약으로도 치료가 어렵다면 일단 환자가 어지럼 때문에 일상생활에서 불편을 느끼지 않도록 전정을 안정시키는 약물들, 예를 들어 보나링에이정이나 디아제팜 등을 제공합니다.

이러한 전정을 안정시키는 약은 치료제가 아니라 그때그때 고통을 경감하는 진통제와 비슷한 약일 뿐입니다. 그래서 환자들은 어쩔 수 없이 이 병원, 저 병원을 돌아다닙니다. 이제부터 오히려 어지럼을 일으키거나 악화시킬 수 있는 약과 그 작용 기전에 대해 설명하겠습니다.

2. 어지럼 환자에게 흔히 처방되나 조심해야 하는 약

(1) 항히스타민계 진정제

항히스타민계 진정제, 일명 멀미약의 치료 목적은 평형 기관을 안정화해서 머리와 몸이 지속적이고 불규칙한 주변의 움직임을 덜 느끼도록 하는 것입니다. 약국에서 구입할 수 있는 멀미약으로는 키미테로 알려진 아세틸콜린 억제 약물과 보나링에이정(성분명 디멘히드리네이트), 노보민시럽(성분명 메클리진) 같은 중추성 항히스타민계 약물이 있습니다.

키미테가 예전에는 귀 뒤에 붙이는 멀미약으로 인기가 많았는데, 항아세틸콜린 작용을 하는 스코폴라민의 부작용인 눈동자 확장, 시력 불분명 등이 생기기 쉬워 16세 이상 성인에게 권장하며 노약자는 사용하지 말 것을 권유합니다. 병원에서 처방하는 약에는 디멘히드리네이트 성분이 많이 사용되는데, 주된 부작용은 졸음입니다. 그래서 실수하면 큰 사고가 날 만한 작업을 약 복용 직후에는 하지 말아야 합니다.

요즘에는 항히스타민 성분에 각성 효과가 있는 카페인을 추가한 약도 판매되고 있습니다. 이런 약은 급성으로 발생한 전정 신경염이나 메니에르병에서 어지럼이 악화되었을 때 일시적으로 복용하면 됩니다. 약을 사용하면 멀미나 어지럼이 완화되는데, 이는 임시방편일 뿐 절대로 완전히 치료된 것은 아닙니다.

더욱이 이런 약은 중추 기관에 작용하는 약물이기 때문에 오래 사용할수록 내성이 생겨서 나중에는 약을 줄이거나 끊고 싶어도 쉽게 끊기 어려워집니다. 당장 끊으면 오히려 어지럼이 심해질 수 있습니다. 항히스타민계 약은 응급 혹은 일시적 상황에서만 사용할 것을 권유하는데도 어쩔 수 없이 계속 달고 사는 환자가 많습니다.

(2) 디아제팜계 진정제

어지럼 환자에게 많이 처방되는 약 중 하나입니다. 원래 디아제팜은 벤조디아제핀 계열의 약으로, 신경증에서 나타나는 불안, 긴장은 물론이고 소화기 질환, 순환기 질환, 자율신경실조증, 갱년기 장애 등 여러 질환에서의 불안, 긴장, 우울을 완화하기 위해 사용되는 정신신경용제입니다.

어지러우면 불안하고 혹시나 어지러워서 넘어지기라도 할까봐 긴장합니다. 그래서 어지러울 것 같을 때 미리 약을 복용해 심한 어지럼을 예방하고 어지럼이 자주 느껴지는 경우에는 매일 일정한 용량의 약을 복용하도록 합니다.

이러한 디아제팜계 진정계는 다른 정신신경용제들과 마찬가지로 장기간 복용 시 의존성이 생깁니다. 또한 평형 기관을 진정시키는 것 외에도 졸음이 오거나 주의력, 집중력이 저하될 수 있으므로, 복용 후 위험한 작업은 절대로 하지 말 것을 권유합니다.

앞서 이야기한 항히스타민계 약과 마찬가지로 디아제팜계 진정제 역시 급성 어지럼이 발생했을 때 빠르게 어지럼을 완화하기 위해 사용하는 약물로, 디아제팜계 약을 복용한다고 어지럼을 일으키는 근본적인 원인이 해결되는 것은 아닙니다.

(3) 혈액 순환제

어지럼 환자를 진료하는 의사가 제일
많이 처방하는 약 중 하나가 혈액 순
환제입니다. 그중에서도 은행잎 추출

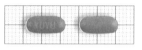

| 타나민정 120mg(유유제약) |

물인 징코 빌로바Ginko Biloba(EGb761)로 만든 약은 부작용이 거의
없이 혈액 순환에 도움을 줍니다. 최근 경증의 인지 장애와 치매
에도 임상적 효능이 있다는 연구 결과가 발표되면서 큰 인기를 얻
고 있습니다.

은행나무는 5억 년 전인 고생대부터 생존해온 식물인 만큼 생
명력이 강한 것으로 유명합니다. 은행나무 잎에서 추출한 물질이
말초 혈액 순환에 도움이 된다는 독일 뮌헨 대학의 연구 결과가
나와, 자연에서 추출한 생약 성분의 약이 전 세계적인 인기를 얻
었습니다. 우리나라에도 이 성분이 들어간 약인 징코민정 등이 있
습니다.

징코 빌로바로 만든 약은 이비인후과에서도 다양하게 사용됩
니다. 이명 치료 목적으로 달팽이관의 미세 혈액 순환을 위해 사
용되기도 하고, 뇌로 가는 혈액 순환에도 도움이 된다고 하니 인
지 능력 향상과 더불어 전반적인 기능 향상을 기대하며 처방하기
도 합니다.

그 밖에 메네스정 혹은 메네스에스정과 같은 베타히스틴Betahis
tine이 메니에르병에 처방됩니다. 메니에르병의 이명과 어지럼
완화에 효과적이라고 알려졌지만, 현재까지 발표된 연구 결과들
을 메타 분석하는 〈코크런 리뷰Cochrane Review〉에서는 "충분한

근거가 없다"고 결론지었습니다. 다른 혈액 순환제로는 칼리나제Kallidinogenase, 베라스트정Beraprost Sodium 등이 있습니다. 여기서 간과하지 말아야 할 것은 혈액 순환제나 혈관 확장제가 어지럼을 치료하는 약이 아니라는 점입니다. 이러한 약은 보조제로 생각해야 합니다.

물론 혈액 순환이 잘되지 않아 어지럼이 있는 경우, 특히 노령층에게는 어느 정도 도움이 됩니다. 대뇌에 혈액을 공급하는 혈관이 좁아지거나 눌려서 고개를 돌릴 때 순간적인 어지럼을 느끼는 어지럼증인 추골기저동맥 허혈Vertebrobasilar Insufficiency 초기에는 혈액 순환제로 어지럼이 완화될 수 있습니다.

그러나 이러한 추골기저동맥 허혈은 자칫하면 뇌경색으로 진행될 위험이 높아서 어지럼 외에도 사물이 둘로 보인다든지, 감각 이상, 운동 마비, 언어 장애를 동반한다면 즉시 신경과 전문의 진찰 후 뇌 MRI를 촬영해야 합니다.

(4) 칼슘 길항제

어지럼 치료에 많이 쓰이는 씨베리움 캡슐은 원래 두통을 치료하고 편두통을 예방하기 위해 개발된 약입니다.

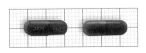

| 씨베리움캡슐 5.9mg |

이 약의 원료인 플루나리진은 선택적 칼슘 길항제의 역할과 함께 항히스타민과 세로토닌 수용체 차단, 도파민 D_2 차단 등 다양한 작용을 합니다. 장기 복용 시 체중이 늘어나는 부작용이 있을 수 있습니다.

편두통은 주로 머리 양옆 관자놀이의 혈관이 좁아지고 다시 넓어지는 과정에서 박동성 두통을 느끼고, 때로는 두통이 발생하기 직전에 눈앞이 캄캄해진다거나, 이상한 냄새가 난다거나 하는 전조 증상을 겪는 반복적인 만성 두통입니다. 관자놀이 부위의 혈관에 이상이 생겨서 지끈지끈할 때 편두통에 관련된 염증성 매개 물질이 인근에 있는 혈관에 영향을 미칩니다. 마침 근처에 있는 달팽이관과 평형 기관의 혈관도 따라서 지끈거리며 어지럼이 느껴지는데, 이러한 어지럼을 편두통성 어지럼증이라고 합니다.

플루나리진은 혈관 벽을 수축시키는 데 작용하는 칼슘의 대사를 방해해 편두통이 심해지지 않게 하며, 항히스타민 기능도 있어 중추성 평형 기관을 진정시켜 어지럼까지 줄어듭니다. 편두통성 어지럼증이 의심되는 환자에게는 씨베리움캡슐이 특효약입니다. 그런데 씨베리움캡슐에는 치명적인 부작용이 숨어 있습니다. 플루나리진이 도파민 D_2를 차단해 도파민이 제대로 역할을 하지 못해서 생기는 병인 파킨슨병 증상을 일으킬 수 있습니다. 특히 65세 이상의 환자는 절반의 용량만 복용해야 합니다.

(5) 각종 비타민, 허브류

귀 건강에 도움이 된다고 알려진 비타민 성분은 비타민 A, 비타민 E입니다. 견과류 등에 많이 들어 있는 아연 역시 귀 건강에 좋습니다. 평소 어지럼을 느낀다면 종합 비타민을 꾸준히 섭취하고 이러한 비타민이 풍부하게 들어 있다고 알려진 음식도 충분히 섭취하는 것이 좋습니다.

지금까지 어지럼 환자에게 흔히 처방되는 약들을 살펴보고, 이 약들만으로 어지럼을 근본적으로 치료할 수 없는 이유에 대해 설명했습니다. 그래도 갑자기 나타난 심한 어지럼으로 힘들어하는 환자에게는 일시적으로나마 증상을 완화하기 위해 사용하기도 합니다.

3. 다른 질병 치료제인데 어지럼을 일으킬 수 있는 약

어지럼이 아닌 질병 때문에 복용하는 약 중에 어지럼을 일으킬 수 있는 약을 소개하겠습니다. 평소 어지럼 없이 잘 지냈는데, 요즘 들어 어질어질한 빈도가 늘어났나요? 요즘 들어 먹기 시작한 약 때문인지도 모른다는 생각에 약품 설명서를 읽어보니 "어지럼을 유발할 수 있다"는 문구가 적혀 있습니다.

생각보다 많은 약에서 부작용으로 어지럼이 나타나며 이러한 어지럼은 병원에서 흔히 처방받는 약들 중 20% 내외에서 발생합니다. 어지럼 클리닉에서는 항상 환자의 병력이나 약 복용 이력을 알아보고, 약의 부작용으로 인해 어지럼이 생긴 것은 아닌지 의심해봐야 합니다.

약 때문에 어지러울 때에는, 귀의 장애로 인해 발생하는 빙글빙글 도는 듯한 회전성 어지럼과 달리, 어질어질하고 다소 불쾌한 듯한 어지럼을 느끼기도 합니다.

(1) 전립샘 비대증 약

어지럼 클리닉을 방문하는 환자는
대부분 나이가 많습니다. 드물게
어린 학생들이 내원하기도 하고

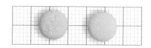

| 하루날디정 0.2mg(한국아스텔라스제약) |

메니에르병에 대한 관심이 높아지면서 이명과 반복적인 어지럼
을 호소하는 젊은 여성들이 방문하기도 하지만, 여전히 주요 환
자의 연령대가 높은 편입니다.

어지럼 때문에 내원한 노령층의 첫 번째 특징은 어지럼이 오래
되었다는 것입니다. 수년 전에 서너 번 심한 어지럼을 겪었다가
요즘 들어 다시 어지러워서 병원에 방문하는 경우가 많습니다. 두
번째 특징은 복용하는 약이 워낙 많아 어지럼을 치료하려고 약을
처방하면 매끼 약을 거의 한 움큼씩 먹어야 한다는 것입니다.

우리나라 의료보험 제도는 병원 방문 횟수와 처방 약 개수의
제한이 심하지 않습니다. 실손형 보험 상품이 있어 환자들이 검
사와 치료를 쉽게 받고 고가의 약을 처방받을 수 있습니다. 문제
는 다른 병원에서 어떤 약을 처방받았는지는, 처방 목록을 가져
오지 않는 한 알 수 없다는 것입니다. 치료 목적이 동일한 약물을
과다 복용해서 어지럽거나, 이미 먹고 있던 약 때문에 어지러울
수도 있습니다. 그로 인한 어지럼을 치료하기 위해 또 다른 약을
사용하는 '병 주고 약 주는' 일이 일어나기도 합니다.

우선 어지럼 클리닉을 방문한 환자들이 현재 복용하고 있는

약 목록을 받아서, 중복되는 약은 없는지, 장기간 사용하면 오히려 어지럼 완화 효과가 떨어지는 약은 없는지, 다른 질환을 치료하는 데 필요한 약이지만 어지럼의 부작용이 심한 약은 없는지 등을 확인해야 합니다.

예를 들어 60대 이상 남성이 주로 복용하는 전립샘 비대증 치료 약이 있습니다. 전립샘은 방광 바로 밑에서 요도를 감싸고 있는 밤알 크기의 기관으로 남성에게만 있습니다. 전립샘은 40대 이후 노화가 진행되며 점점 커지면서 요도를 압박합니다. 그래서 소변을 자주 보고 저녁에 물을 많이 마시지 않았는데도 한밤중에 소변이 마려워 깰 수 있습니다. 이로 인해, 수면의 질이 떨어지고 뇌가 충분한 휴식을 취하지 못하며, 어두운 곳을 걷다가 바닥에 놓인 사물에 걸려서 넘어지거나 다칠 위험이 높아집니다.

이러한 전립샘 비대증 증상을 완화하기 위해 우선 약물 치료를 진행합니다. 많이 사용되는 약 중에 하루날디정 같은 알파 교감신경 차단제Alpha-Adrenoreceptor Antagonists가 있습니다. 하루에 한 번 복용해도 효과가 있는 간편한 약이지만, 이 약을 복용하고 어지럼으로 고생하는 경우가 많습니다. 이때 호소하는 어지럼은 장시간 누워 있다가 일어날 때 순간적으로 뇌에 혈류 공급이 줄어들어 휘청하거나 넘어지는 기립성 저혈압 증상으로, 일상생활 중에도 불쾌할 정도로 어질어질하다고 합니다.

그래서 60대 이상 남성 환자가 어지럽다고 하면 복용약 중에 전립샘 비대증 약이 있는지 확인하고 약 복용 시점과 어지럼 발생 시점을 여쭤봅니다. 약으로 어지럼이 생겼다고 판단되면 비뇨

기과와 협력해 어지럼 부작용이 덜한 약물로 처방 약을 변경하거나, 약물 외에 다른 방법으로 전립샘 비대증을 치료하도록 권유합니다.

(2) 고혈압 약

고혈압은 혈압이 정상보다 높기 때문에 혈액을 온몸에 순환시키는 심장에 무리를 주어 문제를 일으키는 만성질환입니다. 높은 혈압을 낮춰 정상적인 혈압을 유지하는 것이 중요합니다.

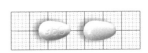

| 코자정 100mg(한국엠에스디) |
고혈압 약 중 대표적인 안지오텐신 수용체 길항제입니다

혈압 약의 종류 역시 매우 다양한데, 이뇨제, 베타 차단제, 안지오텐신 수용체 길항제, 레인 억제제, 칼슘 채널 차단제, 알파 아드레날린 수용체 차단제, 중추성 약물, 혈관의 평활근 이완제 등 여러 약물이 효과적으로 적정 혈압을 유지하기 위해 사용되고 있습니다.

무엇보다 약물이 몸에 흡수되어 나타나는 치료 효과가 적정한 시간 동안 유지되도록 용량을 조절하는 것이 중요합니다. 약물의 흡수, 분포, 대사 과정을 연구하는 약동학Pharmacokinetics에서는 일단 섭취한 약이 위와 장에서 흡수되어 혈중 농도가 최고에 이른 후 간이나 신장에서 대사를 해야만 없어진다고 설명합니다. 어느 약이든 가장 농도가 높은 순간과 가장 농도가 낮은 순간이 있습니다. 고혈압 약 역시 아침에 복용하면 몇 시간 뒤에 가장 혈중 농도가 올라가서 혈압을 낮추고 이후 점점 줄어들며 혈압 수치가 안정됩니다.

어지럼 클리닉을 방문하는 환자 중에 혈압 약을 복용하는 환자가 있으면 약의 혈중 농도가 가장 높은 시점에 어지럼을 느끼는지 물어봅니다. 혈압이 적정한 수준보다 떨어질 때 발생할 수 있는 증상은 쪼그리고 앉아 있다가 일어설 때, 누워 있다가 일어설 때 등 순간적으로 심장에서 뇌로 이동하는 혈류 공급량을 급격하게 늘리지 못하는 경우에 나타납니다.

이때 어지럼은 몇 분 이내로 짧게 나타나지만, 환자는 일상생활에서 불편을 느낄 수밖에 없습니다. 특히 자리에 오래 앉아 있다가 일어설 때 주변의 탁자 등을 잡지 않으면 자칫 넘어질 위험도 있습니다. 이렇게 혈압 약에 의해 불편한 어지럼이 발생한다면 가급적 천천히 움직이고 탁자나 의자 등 주변 사물에 의지해 몸을 일으키는 게 좋습니다.

또한 하루에 한 번씩 복용해 일시적으로 혈압 저하를 심하게 유발하기보다는 하루에 두세 번으로 나누어서 소량씩 섭취하는 것도 좋은 방법입니다. 혈압 약을 먹으면서 이전에 못 느꼈던 어지럼이 생겼다면 이비인후과 방문 전에 혈압 약을 처방한 내과 전문의와 충분히 상의한 후 약을 다시 받아야 합니다.

(3) 항암제

항암제 주사를 맞거나 복용해야 하는 환자 중 귀가 잘 안 들리고 어지럼으로 고생하는 경우가 있습니다. 항암제는 암세포를 죽이기 위해 개발되었지만, 제거해야 할 대상이 암세포인지, 정상적인 세포인지를 완벽하게 구분하지 못하는 한계가 있습니다. 그래서 주로 활발하게 세포 분열이 일어나는 세포를 암세포로 보고 공격하다 보니, 항암제 주사를 맞으면 속이 뒤틀리고 심한 경우 머리카락이 빠지는 등의 부작용이 발생합니다.

시스플라틴Cisplatin은 암세포 DNA, RNA의 단백 합성을 방해해 항암 효과를 내는 알킬화제Alkylating Agent에 속하는 항암제입니다. 치료 효과가 높아 고환암, 방광암, 전립샘암, 난소암, 두경부암, 폐암, 식도암, 위암, 자궁경부암 등 다양한 암 치료에 사용됩니다. 문제는 시스플라틴이 달팽이관에서 청력과 균형을 담당하는 유모 세포 손상을 일으킬 수 있다는 것입니다. 세포가 손상되면 고음역에서부터 시작되는 난청과 양쪽 전정 기능 저하로 인한 어지럼이 발생할 수 있습니다.

달팽이관과 평형 기관은 양쪽 귀 모두에 고르게 손상됩니다. 약물이 오른쪽, 왼쪽을 골라 공격하지는 않기 때문입니다. 양쪽 귀에 모두 문제가 생겼다면 노화, 유전적 이상, 환경, 약물에 의해 발생하는 것으로 이해하면 됩니다.

| 씨스푸란주 10mg(동아에스티) |

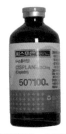
| 씨스푸란주 50mg(동아에스티) |

항암제가 근육을 무력화해서 몸의 전반적인 균형이 망가져서 어지럼이 나타나거나, 항암제 후유증으로 식사를 제대로 하지 못해 어지럼을 느낄 수 있습니다. 그러므로 항암제 치료를 받는 환자들은 아무리 입맛이 없어도 식사를 제대로 해야 합니다.

(4) 고지혈증 약

고지혈증은 혈액 속에 포함된 필요 이상의 지방 성분이 혈관에 염증을 일으키고, 심한 경우 혈관을 좁히거나 막아서 문제를 일으키는 질환입니다. 일반적으로 혈액 검사를 했을 때 혈액 내 콜레스테롤이 240mg/dl를 넘거나 중성 지방 지수가 200mg/dl 이상일 때를 고지혈증이라고 합니다.

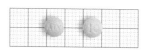

| 리피토정 10mg(한국화이자제약) |

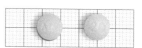

| 리피토정 20mg(한국화이자제약) |

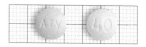

| 리피토정 40mg(한국화이자제약) |

혈액에 나쁜 저밀도 지단백 콜레스테롤LDL-cholesterol이 지나치게 많으면 혈관 벽에 지방이 들러붙어 동맥경화를 일으킵니다. 심장 질환, 죽상 동맥 경화증, 당뇨 등을 유발할 수 있

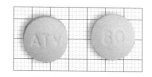

| 리피토정 80mg(한국화이자제약) |

습니다. 이러한 고지혈증을 예방하고 치료하는 대표적인 약인 리피토정(성분명 아토르바스타딘)은 스타틴계 약물로 콜레스테롤의 합성을 방해하고 혈중 저밀도 지단백 콜레스테롤과 중성 지방 농도를 낮춰줍니다.

예전과 달리 육식을 많이 하는 식습관 때문인지 고지혈증 때문에 이런 약을 복용하는 분들이 주변에 상당히 많습니다. 그런데 이 약에는 횡문근 육종 유발이라는, 흔하지 않지만 치명적인 부작용이 있습니다. 근육에 염증을 일으켜 근육통을 유발하고 횡문근 융해로 근육량이 줄어들게 만드는 질환입니다. 고지혈증 약을 복용하는 환자 가운데 비만인 경우가 많은데, 엎친 데 덮친 격으로 근육통에 근육량까지 줄어드니 심각한 부작용이라고 할 수 있습니다.

또한 말초신경병증과 더불어 평형 기관의 이상으로 어지럼을 일으킬 수 있으므로 고지혈증 약을 복용하면서 어지럼을 느낀다면 즉시 복용을 중단해야 합니다.

(5) 기타 약물

균주에 의한 염증이 생기거나 감염이 일어났을 때 처방하는 항생제 중에서도 어지럼을 유발하는 약물이 있습니다. 대표적인 약으로 '마이신'이 있습니다. 스트렙토마이신Streptomycin, 겐타마이신Gentamicin, 토브라마이신Tobramycin 등 아미노글리코사이드Aminoglycoside 계열의 약물을 장시간 복용하거나 주사로 맞으

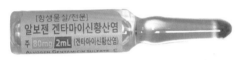

| 알보젠 겐타마이신황산염주 80mg(알보젠코리아) |

면 달팽이관과 평형 기관의 유
모 세포에 돌이킬 수 없는 손상
을 일으킵니다.

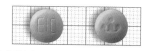

| 에나폰정, 아미트리프틸린 10mg(환인제약) |

이렇게 약에 의해 귀의 기능이 저하될 때는 고음성 난청부터
진행되며 어질어질한 느낌만 들어 초기에는 잘 모를 수도 있습
니다. 다행히 이러한 이독성Ototoxic 약물의 성분과 효과가 잘 알
려져 있어서 꼭 사용해야 할 경우에도 적절히 약의 혈중 농도를
측정하고 정기적인 청력 검사를 진행해 부작용을 방지하고 있습
니다. 그렇지만 이런 약물에 의해 귀의 세포가 망가지면 돌이킬
수 없으므로 각별히 조심해야 합니다.

우울증 치료에 흔히 사용되는 약인 삼환계 항우울제Tricyclic
Antidepressant, 또는 선택적 세로토닌 재흡수 억제제Selective Serotonin
Reuptake Inhibitors 역시 어지럼을 일으킬 수 있다고 알려져 있
습니다. 삼환계 항우울제로는 아미트리프틸린Amitriptyline, 노
르트립틸린Nortriptyline, 클로미프라민Clomipramine, 이미프라
민Imipramine, 아목사핀Amoxapine 등이 있습니다. 이 약들은 항콜
린성 이상 반응으로 어지럼을 유발할 수 있으며 기립성 저혈압
이 생길 수 있습니다.

선택적 세로토닌 재흡수 억제제로는 플루옥세틴Fluoxetine, 파
록세틴Paroxetine, 플루복사민Fluvoxamine, 설트랄린Sertraline, 에스
시탈로프람Escitalopram, 볼티옥세틴Vortioxetine 등이 있고, 뇌의
세로토닌 수치에 변화를 주면서 어지럼이 발생할 수도 있다고
합니다. 따라서 우울증 때문에 약을 먹었는데 어지럼이 생긴다면

약을 처방한 정신건강의학과 전문의와 상의해서 용량을 조절하거나 다른 약으로 교체해야 합니다.

결론적으로, 예전에 겪지 못했던 어지럼이 새로 생겼다면 약 때문에 어지러운 것은 아닌지 의심해보고 약을 처방해준 의사와 이비인후과 전문의에게 상의해야 합니다.

"어지럼을 치료하는 약,
어지럼을 일으키는 약" 정리

➕ 복용하는 약에 대해 잘 이해하고 약의 모양, 색깔, 글자, 포장 및 용량을 알아두십시오.

➕ 어지럼 약은 졸리거나 수면의 질을 저해하는 부작용이 있습니다. 과도한 용량을 복용하거나 장기간 사용해서는 안 됩니다.

➕ 벤조디아제핀과 항히스타민계 진정제는 대표적인 어지럼 약입니다.

➕ 전립선 비대증, 고혈압, 고지혈증 등에 처방되는 약을 먹고 어지럼이 느껴지면 의사와 상의해 다른 약으로 대체해야 합니다.

제6부

어지럼을
이겨내는 운동

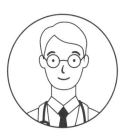

정확한 진단과 처방에 따른 치료를 받았는데도 여전히

어지럼을 호소하는 환자에게 가장 필요한 치료는 운동

입니다. 제6부에서는 평소에 할 수 있는 어지럼 완화

에 좋은 운동을 소개하겠습니다.

1장
어지럼을 치료하는 전정 재활 운동

1. 어지럼 치료 시 운동이 필요한 이유

어지럼 발생 초기에는 어지럼이 심하고 속이 불편해 토하기도 해서 안정 요법과 약물 요법으로 치료합니다. 초기 급성기를 지나면 운동 치료만 진행하거나, 다른 치료와 병행하도록 권합니다. 어지럼을 치료하는데 왜 운동을 해야 할까요?

전정 신경염의 예를 들어보겠습니다. 우측 전정 신경염 때문에 우측 전정의 기능이 50% 감소했다가도 염증이 사라지면 전정 기능은 완전히 회복될까요? 그렇지 않습니다. "전정 신경계 기능이 감소했다"는 표현은 2가지 의미로 해석할 수 있습니다.

신경이 염증 때문에 일을 하지 못하다가 염증이 사라지면 회복될 수 있다는 뜻과 염증 등의 이유로 신경의 일부가 죽어 아예 없어졌다는 뜻이 있습니다.

전정 신경의 일부가 죽어 없어지면 영구적인 기능 이상이 발생하는데, 이때 몸에서 전정 기능 이상을 보완하는 전정 보상Vestibular Compensation이 이루어집니다. 전정 보상은 귀에서 생긴 문제를 중추신경계인 뇌에서 인지하고 저하된 기능을 보정해주는 것입니다. 전정 보상이 빠르면 어지럼이 빨리 사라지고 전정 보상이 느리면 어지럼이 천천히 사라집니다.

전정 보상이 빨리 진행되게 하는 방법이 운동입니다. 일반적으로 운동이라고 하면 대부분 피트니스 클럽에서 하는 운동이나 등산, 축구같이 근육량이나 폐활량을 늘리면서 체력을 키우는 운동을 떠올립니다.

어지럼이 있을 때 무리해서 이런 운동을 하면 부상이 발생할 수 있어 권장하지 않습니다. 어지럼 치료에 도움이 되는 운동은 전정 재활 운동입니다.

2. 전정 재활 운동이란

전정 보상을 유도하기 위해 하는 운동입니다. 머리와 눈의 움직임을 훈련하기 위해 같은 동작을 여러 차례 반복하도록 구성되어 있습니다. 코슨 쿡시 운동Cawthorne-Cooksey Exercise이 가장 먼저 만들어졌고 대부분의 전정 재활 운동은 코슨 쿡시 운동을 바탕으로 개발되었습니다.

　이 운동은 모두 5단계로 구성되어 있습니다. 시작하기 전에 주변에 위험한 요소가 없는지 확인한 후 시행해야 합니다. 운동을 하다가 어지럼이 느껴지면 곧바로 쉴 수 있는 환경도 필요합니다. 침대나 소파 등에서 하는 것이 안전하고 주변에 도움을 요청할 사람이 있는 것이 좋습니다.

🌀 1단계: 눈 운동

❶ 머리는 움직이지 않으며, 눈으로 천천히 위를 봤다가 아래를 봅니다. 다시 빠르게 위를 봤다가 아래를 봅니다. 빠르게 보는 것을 20회 반복합니다.

❷ 눈으로 천천히 오른쪽을 봤다가 왼쪽을 봅니다. 다시 빠르게 오른쪽을 봤다가 왼쪽을 봅니다. 빠르게 보는 것을 20회 반복합니다.

❸ 앞으로 팔을 쭉 뻗고 검지손가락을 폅니다. 눈으로 검지손가락을 계속 보면서 손가락이 코에 닿도록 했다가 다시 멀리 뗍니다. 이 동작을 20회 반복합니다.

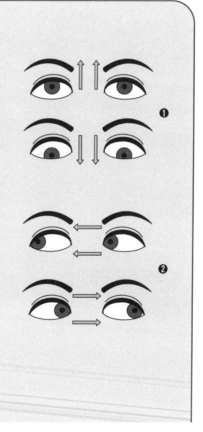

⟳ 2단계: 눈과 머리 운동

❶ 자리에 앉은 채로 눈을 뜨고 고개를 숙였다가 다시 뒤로 젖힙니다.
이 동작을 천천히 반복하다가 점차 빠르게 반복합니다.

❷ 눈을 뜨고 고개를 오른쪽으로 돌렸다가 다시 왼쪽으로 돌립니다.
이 동작을 천천히 반복하다가 점차 빠르게 반복합니다.

❸ 위의 ❶번과 ❷번 동작을 눈을 감고 반복합니다.

⟳ 3단계: 앉아서 하는 팔과 몸통 운동

❶ 자리에 앉아서 어깨를 위아래로 올렸다가 내리기를 20회 반복합니다.

❷ 어깨를 귀에 가까워지도록 으쓱 올렸다가 앞으로 돌리며 내리는 것
을 20회 반복하고 뒤로 돌리며 내리는 것을 20회 반복합니다.

❸ 엉덩이는 바닥에 고정하고 허리를 이용해 머리를 포함한 몸통을 오
른쪽으로 돌렸다가 왼쪽으로 돌리는 동작을 20회 반복합니다.

❹ 머리를 천천히 오른쪽 끝까지 돌렸다가 다시 왼쪽 끝까지 돌리는
동작을 천천히 2회 반복하고 빠르게 1회 시행합니다.

❺ 잠시 쉬고 다시 머리 돌리기를 3회 반복한 후, ❹번 동작을 눈을 감
고 시행합니다.

⟳ 4단계: 서서 하는 팔과 몸통 운동

❶ 일어서서 3단계 운동을 시행합니다.

❷ 의자에 앉았다가 일어서기를 눈을 뜨고 20회, 감고 20회 반복합
니다.

❸ 일어서서 작은 공을 눈의 위치보다 더 높게 던졌다가 양손으로 받
기를 반복합니다.

❹ 허리를 굽히고 작은 공을 무릎 아래에서 오른손에서 왼손으로, 다
시 왼손에서 오른손으로 주고받습니다.

🌀 5단계: 움직이면서 하는 운동

❶ 보호자와 큰 공을 양손으로 던지며 주고받습니다. (공의 크기는 수영장에서 쓰는 비치 볼 정도가 적당합니다. 표면이 단단하지 않은 공을 사용해야 공을 놓치거나 공에 부딪혔을 때 부상을 피할 수 있습니다)

❷ 눈을 뜨고 방을 천천히 걸어서 왕복합니다. 보호자와 함께 눈을 감고 걸어봅니다.

❸ 낮은 경사가 있는 길을 천천히 걸어서 올랐다가 내려옵니다. 보호자와 함께 눈을 감고 왕복해봅니다.

❹ 낮은 계단을 천천히 올랐다가 내려옵니다. 보호자와 함께 눈을 감고 왕복해봅니다.

❺ 허리를 구부렸다 펴고 목표를 주시할 수 있는 운동을 합니다. (고리던지기, 볼링 등을 추천합니다. 어지럼이 많이 호전되면 농구, 골프, 크리켓, 테니스, 배드민턴 등도 시도해보십시오)

코슨 쿡시 운동 외에 전정 보상을 위해 할 수 있는 대표적인 운동을 몇 가지 소개합니다.

🌀 눈으로 따라가기

❶ 한쪽 팔을 앞으로 쭉 뻗고 손가락 하나를 폅니다.

❷ 눈으로 ❶에서 편 손가락을 계속 바라봅니다.

❸ 앞으로 뻗은 팔을 오른쪽에서 왼쪽으로 움직이기를 반복합니다. 위아래로 팔을 30도 정도 들었다가 내리기를 반복합니다.

❹ 이때 머리는 가만히 고정한 상태에서 눈으로만 손가락의 움직임을 따라갑니다.

❺ 팔을 뻗어 ❶에서 편 손가락이 정면에 보이도록 고정하고 고개를 좌우로 돌립니다. 눈으로는 손가락을 계속 바라봅니다.

🌀 몸 균형 잡기

❶ 양팔을 양옆으로 어깨높이까지 들고 발을 모으고 서서 20초간 가만히 있습니다. (서서 하는 운동이기 때문에 보호자가 옆에서 지켜주거나, 넘어져도 다치지 않는 환경에서 시행합니다)

❷ 양팔을 내리고 차렷 자세로 20초간 가만히 있습니다.

❸ 앞의 2가지 동작을 눈을 감고 다시 시행합니다. (보호자는 환자의 양어깨를 양팔로 감싸지만 보호자의 몸이 환자의 몸에서 약 5~10cm 떨어져 있도록 합니다. 환자가 넘어질 때 바로 붙잡기 위한 자세입니다)

❹ 환자는 양팔을 들고 오른발과 왼발이 앞뒤로 일직선이 되도록 합니다. 그 자세로 20초간 서 있습니다.

❺ 양팔을 내리고 왼발과 오른발이 앞뒤로 일직선이 되도록 바꿉니다. 그 자세로 20초간 서 있습니다.

❻ ❹, ❺번 동작을 눈을 감고 다시 시행합니다.

전정 재활 운동은 어지럼 급성기가 지나면 바로 시작하는 것이 좋습니다. 초기에 발생하는 회전성 어지럼이 가라앉으면 재활 운동을 시작하면 됩니다. 앞서 제시한 운동의 1단계부터 매일 하는 것이 좋으며 가능하면 하루에 2~3회 반복하십시오. 많이 어지러운데 무리해서 하는 운동은 좋지 않으며, 환자가 견딜 수 있을 만큼만 하는 것이 중요합니다.

전정 재활 운동을 할 때 속이 울렁거릴 수 있습니다. 참을 수 있는 가벼운 울렁거림은 적절한 자극이 되었다는 의미이지만 과하게 운동하면 구역질이 생길 수 있습니다. 운동할 때 아무런 어지럼이 없었다면, 다음 단계의 운동도 할 수 있다는 신호이니 운동 시 자신의 상태를 바탕으로 다음 단계를 시행할지 판단하면 됩니다.

3. 일상생활에서 전정 보상을 돕는 습관

전정 기능이 감소했을 때 전정 보상을 유도하는 것은 신경계를 훈련하는 것과 같습니다. 자전거나 수영을 배울 때처럼 한번 각인된 움직임은 쉽게 잊히지 않고 특별히 의식하지 않아도 자연스럽게 하게 됩니다. 평소에 많이 하는 행동이 나이, 직업, 습관 등에 따라 다르기 때문에 자주 하는 동작을 바탕으로 하는 운동이 도움이 될 수 있습니다.

주부는 집안일을 할 때 고개를 위아래로 움직이거나 좁은 공간에서 몸통을 돌리는 동작을 많이 하므로, 제자리에서 한 지점에 시선을 고정하고 머리를 움직이는 운동을 하면 됩니다. 학생들은 주로 책상에 앉아서 고개를 들었다가 숙이거나 좌우로 돌아보는 동작을 많이 하니까, 앉은 자세에서 한 지점에 시선을 고정하고 목을 상하좌우로 움직이는 운동을 하면 어지럼 완화에 많은 도움이 될 것입니다. 외근이 잦은 직장인은 길을 걸을 때 보도블록의

선을 따라 걸어가거나, 계단 끝에서 한두 개의 계단을 반복해서 오르락내리락하는 운동을 하십시오.

　앞서 소개한 전정 재활 운동을 보편적으로 추천하지만, 각자 평소에 자주 하는 동작을 응용한 운동을 하면 빠르게 일상에 적응할 수 있습니다. 자전거를 처음 타서 비틀거리다가도 익숙해지면 안정적으로 탈 수 있는 것처럼, 처음에는 천천히 움직여도 어지럼이 발생하지만, 움직임에 적응하면 빨리 움직여도 어지럼이 느껴지지 않을 수 있습니다. 먼저 자신의 행동 패턴을 파악해보고 자주 하게 되는 동작을 점차 과하게 하면서 머리를 움직여보십시오. 어지러워도 반복하다 보면 점차 어지럼이 사라지는 것을 느낄 수 있습니다.

2장
어지럼 완화에 좋은 일상생활운동

<hr />

1. 만성적인 어지럼을 떨쳐내기 위한 운동

평형 담당 기능을 회복하기 위해 배웠던 운동에는 적응, 대치, 습관화라는 3가지 기본 원칙이 있습니다. 적응 운동은 망가진 평형기관의 상태에 맞춰 귀의 신호를 조절하는 운동입니다. 대치 운동은 평형 유지에 관여하는 3개의 시스템(귀, 눈, 체감각)이 원활하게 작동할 수 있도록 망가진 귀 기능을 대신해 눈과 체감각이 더 일하도록 하는 것입니다. 습관화 운동은 증상을 덜 느끼도록 중추신경계를 훈련하는 운동입니다.

이런 운동을 통해서 어지럼이 반드시 완화되는 것은 아니며, 시간이 지나도 만성적인 어지럼이 완전히 사라지지 않는 경우도 많습니다. 그래서 어지럼증을 치료하기 전에 현실적인 치료 목표를 정해야 합니다. 만성적인 어지럼 때문에 힘들어하는 환자에게 현실적인 치료 목표가 필요한 이유를 설명할 때, 피트니스 센터를 등록하고 처음 운동을 시작한 사람의 예를 듭니다. 근사한 근육들이 금방 생길 거라는 기대를 하고 운동을 시작했다가 갈수록 기대는 사라지고 나중에는 힘든 운동만 시키는 트레이너에 대한 반감까지 샘솟았다고 합니다.

　똑같은 상황이 만성 어지럼을 치료하는 진료실에서도 벌어집니다. 환자는 지긋지긋한 어지럼에서 벗어날 수 있을 거라는 기대를 하고 진료실에 들어섭니다. 아무리 어지러워도 약은 일정 용량만 먹어야 하고 낯선 운동을 해야 한다는 의사의 설명도 신뢰가 갑니다. 몇 주가 지나도 어지럼이 사라지지 않아 다시 진료실을 찾을 때는 처음의 기대와 신뢰가 반감되어 있습니다. 시키는 대로 열심히 했는데 별로 나아진 것 같지 않고 오히려 운동하고 나면 어지럼이 더 심해지는 느낌도 듭니다. 운동을 시작한 사람이 결국 피트니스 센터의 트레이너에 대한 반감을 품었던 것처럼, 어지럼 환자도 의사를 향한 반감이 생길 수 있습니다.

　그래서 현실적인 치료 목표를 세우는 것이 대단히 중요합니다. 완전히 회복될 수 있는 문제를 가진 환자의 치료 목표와 회복이 어려운 조건을 가진 환자의 치료 목표가 같을 수 없다는 것을 인정해야만 치료 효과를 기대할 수 있습니다. 환자의 의지만으로 모든 것을 극복할 수 있다면 좋겠지만, 환자마다 다른 목표치를 정해야만 의사가 효과적인 치료를 할 수 있습니다.

물론 부정적인 결과를 예상하면 나아지려는 의지는 절대로 생기지 않습니다. 하지만 아무리 좋지 않은 상태에서도 전정 재활 운동은 전정 기능을 개선하기 때문에 상태에 맞는 현실적인 치료 목표를 정하고 걸맞은 전정 재활 운동을 시행해야 합니다. 개인의 상태에 따라 운동의 강도나 빈도가 달라지므로 소개하는 운동을 전부 따라 할 수 없다고 해서 운동의 효과가 없는 것은 아닙니다. 운동 효과를 최대화하려면 자신에게 맞는 운동을 의사와 상의해서 찾아야 합니다.

　나이가 들수록 몸의 기능이 저하되어서 나이가 많으면 어지럼 치료도 어려울 거라고 생각하는 사람이 많습니다. 하지만 나이는 어지럼을 치료하는 데 큰 영향을 주지 않는다는 연구 결과가 있으니 주저하지 말고 운동해야 합니다. 운동 치료는 빨리 시작할수록 효과적이지만, 아주 심한 어지럼 때문에 일어서기만 해도 구역질을 하고 토할 것처럼 힘든 상태라면 운동 치료 전에 다른 치료부터 진행해야 합니다.

　일단 운동을 시작하면 초반에 어지럼이 심해질 수 있다는 점을 꼭 기억해야 합니다. 피트니스 센터에서 초반에 무리하게 운동하다가 힘들어서 중단하는 경우를 종종 볼 수 있습니다. 어지럼 치료 운동 역시 잘 기능하지 않는 기관을 자극해서 억지로 일하게 만드는 것이기 때문에 근육을 자극할 때와 똑같은 반응이 나타납니다. 치음에는 힘들어도 견딜 만한 정도의 강도로 짧게 여러 차례 동작을 반복해야 합니다. 평형 기관의 상태와 운동 기간에 따라 효과가 나타나는 시기도 모두 달라서 스스로 운동 계획을 짜고 강도를 조절하는 데 어려움을 느낀다면 의사의 조언에 따라 운동하는 것이 좋겠습니다.

만성적인 어지럼으로 고생하는 사람은 평소에 매우 조심해서 움직입니다. 당장 발작적 어지럼이 찾아오지 않아도 그에 대한 두려움이 있거나, 움직임이 심한 어지럼을 일으키기 때문입니다. 고통스러운 상황을 피하기 위해 움직임의 범위가 좁아지고 움직이는 속도도 느려집니다. 어렵겠지만 어지럼을 이겨내기 위해서는 꾸준한 운동을 통해 움직임에 익숙해져야 합니다.

어지럼을 완화하는 운동은 머리 움직이기와 걷기로 나눌 수 있습니다. 머리 움직이기는 앞서 설명한 적응, 대치, 습관화라는 3가지 과정을 반복하는 것으로, 어지럼 완화에 필수적인 운동입니다. 급성기에 시행했던 운동을 반복해도 좋지만, 이미 급성기가 지난 환자라면 만성적인 어지럼을 완화하고 어지럼증의 재발을 방지하는 운동에 집중하십시오.

피트니스 센터에서 주로 하는 운동은 머리의 움직임이 거의 없어 어지럼을 완화하는 데는 도움이 되지 않지만, 머리의 움직임을 자극하면서 근력도 강화하는 운동이라면 그런 운동도 효과적일 수 있습니다. 근력 강화가 평형을 조절하는 3대 축 중 하나인 체지각 강화를 돕기 때문입니다. 아래의 방법은 예시이므로 병원에서 시행한 검사 결과에 따른 의사의 처방을 받아 운동하는 것이 가장 좋습니다.

(1) 모니터를 보고 있으면 멀미가 나고 고개를 돌릴 때 핑 도는 느낌이 든다

전정안구반사 회복이 늦어지는 경우라면 반사 기능을 강화하는 적응 운동을 하십시오. 급성기 치료 시 작은 크기의 점에 시선을 고정하고 운동했다면, 만성기에는 큰 패널에 시선을 고정해야 합니다. 아래 그림처럼 시야를 가득 채울 수 있는 가로세로 1m 크기의 체크 보드를 벽에 붙여놓고 시행하면 됩니다.

목표의 크기가 커지면, 이를 주시하는 것이 훨씬 어려워집니다. 그래도 시선을 고정하고 고개를 반대로 움직여야 합니다. 머

| 그림 6-1. 체크 보드 패널 |

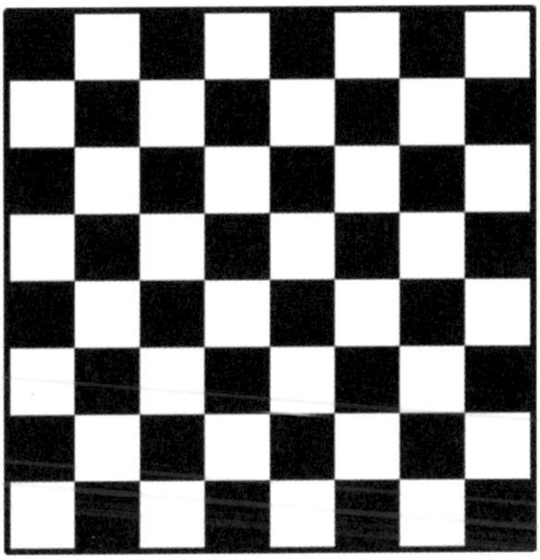

리와 시선의 방향이 달라지는 것이 중요하며, 고개를 빠르게 움직일 필요는 없습니다. 패널을 주시하면서 고개를 좌우로 천천히 1분 동안 움직이십시오. 어지러우면 잠깐 쉬었다가 고개를 천천히 위아래로 움직이고 시선은 체크보드에 고정한 상태로 1분 동안 반복합니다.

다음에는 명함 크기의 종이를 손에 쥐고 팔을 앞으로 뻗습니다. 종이를 주시하면서 고개를 좌우로 움직입니다. 종이 대신 엄지손가락을 주시해도 좋습니다. 위의 과정을 하루에 3회 수행합니다. 1~2주간 해보고 어려움이 없다면 하루에 5회 실행합니다. 그 다음엔 각 과정을 2분씩 진행해서 운동 시간을 늘려봅니다.

(2) 몸을 움직일 때마다 생기는 어지럼이 반복된다

움직이지 않고 가만히 있을 때는 아무 증상이 없는데 몸을 움직일 때만 어지럼이 생기는 사람이 많습니다. 이런 경우에는 한 발을 들고 서 있는 것보다 걷는 것이 훨씬 더 어려울 수 있습니다. 머리를 움직일 때마다 어지럼이 생긴다면, 다음과 같은 습관화 운동을 통해서 증상을 완화할 수 있습니다.

① 고개 돌리면서 걷기

처음에는 긴 복도를 걸으면서 고개를 좌우로 움직이고, 위아래로 번갈아 쳐다보는 과정을 천천히 반복합니다. 빠르게 하지 않아도 되며 한 번 고개를 움직이면 몇 초 동안 자세를 유지하면서 복도를 여러 차례 왕복합니다. 어느 정도 동작이 익숙해지면

의자나 상자를 몇 개 세워놓고 이것을 피하면서 같은 동작을 반복합니다.

이 방법에도 적용된다면 더 복잡한 상황을 만들어서 연습해

| 그림 6-2. 고개 돌리면서 걷기 |

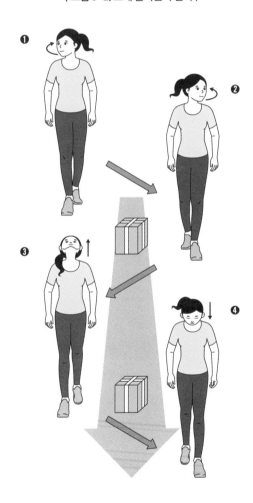

야 합니다. 백화점이나 마트 복도 등에서 주변 사람과 카트 등을 피하면서 좌우의 상품들을 둘러보는 연습을 하십시오.

② 제자리에서 돌기

편안하게 다리를 벌리고 서서 운동을 시작합니다. 넘어질 수도 있으니 주변에 다칠 만한 것이 없어야 하고 바로 붙잡거나 앉을 수 있는 의자를 앞에 두십시오.

제자리에서 180도 돌아선 뒤에 10초 이상 자세를 유지합니다. 어지럼이 느껴진다면 완전히 사라질 때까지 움직이지 말아야 하며, 어지럽지 않다면 같은 방향으로 다시 180도 돌아섭니다. 이렇게 제자리에서 도는 동작을 5회 반복하고 반대 방향으로 5회 돌아섭니다. 이 운동은 하루에 두 차례씩 수행합니다.

어려움 없이 운동을 수행할 수 있을 정도가 되면 반 바퀴가 아닌 한 바퀴(360도) 회전을 시행합니다. 가능하다면 눈을 감고 동일한 동작을 시도해봅니다. 이때 넘어져 다칠 위험이 크기 때문에 보호자의 도움이 반드시 필요합니다.

(3) 걸을 때 불안정하고 어두운 곳에서 걷는 것이 어렵다

평형 담당 기능이 저하됐을 때 다른 기능을 강화하는 것을 대치 운동이라고 하는데, 체감각의 기능을 강화하는 운동이 주로 이루어집니다. 체감각 강화 운동은 균형을 잘 잡도록 하는 데 필수적이므로 필라테스 프로그램에서 균형 감각과 유연성을 강화하기 위해 사용하기도 합니다. 평형 기관이 제 역할을 하지 못하는 상황에서는 안전하게 체감각과 전정 척수 반사의 기능을 높여주는 운동으로 활용합니다.

먼저 바닥이 평평하지 않게 해줄 쿠션이 필요합니다. 넓고 푹신한 쿠션이 좋으며, 쿠션을 구할 수 없다면 푹신한 베개를 사용해도 됩니다. 이때 넘어지지 않도록 누군가 옆에서 지켜보게 하고 쿠션 위에서 제자리 걷기를 시작합니다. 평형 담당 기능이 건강할 때에 비해서는 어렵겠지만, 별문제 없이 할 수 있다면 눈을 감은 채로 제자리 걷기를 합니다. 이 운동도 익숙해지면 점차 복잡한 동작으로 넘어갑니다. 다리 꼬고 서기, 사이드 스텝 등의 동작을 처음에는 눈을 뜬 채로 시행하고, 이후에는 눈을 감은 채로 반복합니다.

쿠션 위에서 하는 운동이 익숙해졌다면, 운동 기구를 활용한 운동을 시도해보십시오. 피트니스 센터에서 찾아볼 수 있는 보수 볼BOSU Ball이라는 반구 모양의 운동 기구를 사용하는 방법도 있습니다. '양쪽 모두 위로Both Sides Up'라는 이름처럼 양쪽 면을 다 사용할 수 있고 모두 체감각 훈련에 도움이 됩니다.

보수 볼 위에서 앞서 언급한 동작을 반복하면 되는데, 양쪽 면 모두 사용할 수 있지만, 둥근 면을 위로 놓고 사용할 때 더 쉽게 움직일 수 있습니다. 평평한 면을 위로 놓고 사용할 때에는 둥근 면이 바닥과 맞닿은 채로 흔들려서 움직임을 조절하기 어렵습니다. 그러므로 처음에는 둥근 면을 위로 놓고 운동하다가 익숙해지면 뒤집어놓고 운동하면 됩니다.

| 그림 6-3. 보수 볼 운동 예시 |

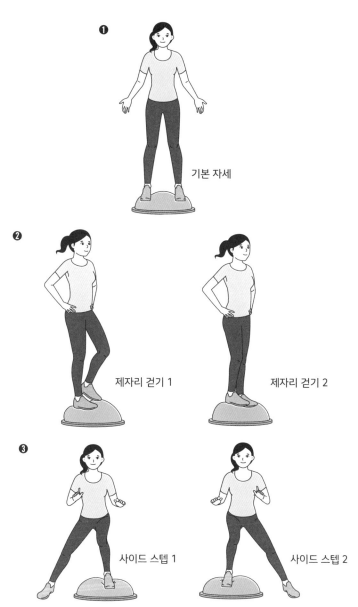

❶ 기본 자세

❷ 제자리 걷기 1   제자리 걷기 2

❸ 사이드 스텝 1   사이드 스텝 2

(4) 심한 어지럼을 겪은 후 외출한 적이 없다

심한 어지럼을 겪은 뒤 심리적 요인으로 바깥출입을 하지 못하는 사람이 생각보다 많습니다. 어지럼 완화 운동을 열심히 하더라도, 바깥에 나가는 순간 모든 노력이 물거품이 되기 십상입니다.

복잡한 시내에서 움직이는 사람들과 자동차를 피하려면 평형 정보뿐만 아니라 주변 움직임을 인식하는 시각 정보와 주변 움직임을 예상하는 시간 정보까지 총동원해야 해서, 전정 신경계가 쉽게 혼란에 빠질 수 있습니다. 먼저 자동차가 없는 익숙한 골목을 15~20분 정도 가볍게 산책하면서 연습하도록 합니다.

실내에서 꾸준히 운동을 진행하면서 점차 산책 시간을 늘리고, 근처 공원을 걷는 것이 괜찮아졌다면 마트나 백화점도 방문해보십시오. 처음에는 주변 사람들과 같은 방향으로 걷고 나중에는 사람들과 반대 방향으로 걸으면서 피하는 연습을 하십시오. 가능하다면 수영이나 배드민턴과 같은 운동에 도전해보는 것도 좋습니다.

지금까지 만성적인 어지럼의 완화를 돕는 운동에 대해 알아보았습니다. 소개한 운동 모두 만성 어지럼 호전에 도움이 될 수 있지만, 어떤 운동을 어떻게 하느냐는 환자의 상태에 따라 다를 수밖에 없습니다. 증상만으로 평형 기관의 상태를 평가할 수는 없으므로 의사의 처방에 따라 적합한 운동을 수행해야 합니다.

"어지럼을 이겨내는 운동" 정리

➕ 어지럼을 완화하는 데는 운동이 필수적입니다.

➕ 전정 재활 운동은 여러 단계로 구성되어 있으니, 나에게 맞는 단계를 찾은 후 서서히 난도를 높여가야 합니다.

➕ 운동 시 어지럼은 자연스러운 현상이며 운동을 반복할수록 어지럼이 완화되므로 두려워하지 말고 계속 운동해야 합니다.

➕ 어지럼의 치료에 약물 치료보다는 운동 치료가, 실내 운동보다는 실외 운동이 더 효과가 좋습니다.

➕ 의사의 처방에 따라 환자 상태에 적합한 운동을 시행해야 합니다.

제7부

귀 건강을
지키는 방법

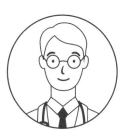

어떻게 하면 귀 건강을 지킬 수 있을까요? 제7부에서

는 귀의 2가지 중요한 기능인 듣기와 균형 잡기에 도

움이 되는 생활 습관을 알아보겠습니다. 이어서 귀에

좋은 식생활도 소개하겠습니다.

1장
귀 건강을 위한 생활 습관

환자가 요즘 들어 잘 안 들려서 스트레스를 받는다고 할 때마다 "잘 안 들려서 놓치는 소리는 중요하지 않은 소리이니 너무 다 들으려고 애쓰지 마시라"고 조언합니다. 나이가 들수록 소리가 안 들리고 앞이 잘 안 보이는 것에 더해, 자꾸 걸음이 느려지고, 길을 걷다가 어지러워 아찔하고, 찬장에 넣은 그릇을 꺼내려고 고개를 들다가 어지럼을 느낄 수 있습니다.

진료를 하다 보면, 환자의 성별과 나이만으로도 어지럼의 원인을 짐작할 수 있습니다. 예를 들어 젊은 여성 환자가 반복적인 어지럼을 호소하면 메니에르병이나 편두통성 어지럼증을 먼저 떠올리고, 나이 지긋한 여성 환자가 어지럽다고 하면 이석증을 의심합니다. 남성은 연령별로 흔하게 발생하는 어지럼이 따로 없습니다.

그러나 고개를 돌릴 때마다 어지러운 이석증, 귀가 먹먹하면서 30분에서 1시간 동안 어지러운 메니에르병, 감기 기운에 더해 하루 종일 어지러워 구토와 설사를 하는 전정 신경염처럼 증상이 뚜렷한 질환을 가진 환자만 진료하는 것은 아닙니다. 귀로 인해 어지러운 게 맞는지, 이비인후과 의사가 진료하는 병이 맞는지 헷갈리기도 합니다.

어지럼증 치료를 받은 뒤 의사가 더 이상의 평형 기관 관련 질환은 없다고 진단했는데도, 계속 어지럼을 호소하는 환자도 많습니다. 이를 가리켜 지속적 체위 지각 어지럼증Persistent Postural-Perception Dizziness(PPPD) 혹은 만성 심인성 어지럼증이라고 하며, 잘 낫지 않아 일상생활에서 곤란을 겪는 질환입니다.

이렇게 고생하는 환자에게 어지러워서 어지러운 것이 아니라, 어지러울까 봐 어지러운 것이라고 설명하면서 일상생활에서 자신감 있게 적극적으로 활동할 것을 항상 강조합니다. 지금부터 알려드리는 방법을 통해 일상생활에서 자신감을 얻으시길 바랍니다.

1. 이석증 예방 운동

이석증은 노령층에서 주로 호소하는 대표적인 어지럼증입니다. 평형 기관에 있는 이석이 빠져나가서 발병하며, 고개를 돌릴 때마다 순간적으로 극심한 어지럼이 생겨 고개를 돌리기조차 두려워지는 질환입니다. 따라서 어지럼이 느껴지면 먼저 이석증을 의심하고 진단 검사 후 이석 정복술 등의 물리 치료를 시행합니다.

이석증 검사에서 뚜렷한 문제가 진단되지 않을 시에는 이석증 습관화 운동으로 불리는 전정 재활 운동을 권유합니다. 이 운동의 가장 중요한 목표는 떨어져 나간 이석이 반고리관에 떠다니더라도 이를 무시하고 편하게 지낼 수 있도록 하는 것입니다. 예를 들어 이석 100개가 원래 있던 장소를 떠나 반고리관에 떨어졌을 때, 이석 정복술로 90개의 이석을 제자리에 돌려놓았다고 가정해봅시다. 처음 병원에 방문했을 때만큼의 극심한 어지럼은 없어졌지만, 이석 10개가 여전히 반고리관에 있기 때문에 어지럼이 완전히 사라지지는 않을 것입니다.

이런 때에는 반고리관에 이물질이 떠다니는 상태가 정상적인 상태라고 재인식하도록 영점을 재조정하는 이석증 습관화 운동을 제안합니다. 일상생활에서 편하게 할 수 있는 운동은 소파에 앉아서 상하좌우로 가능한 한 빠르게 고개를 돌려 쳐다보고 어지러우면 잠시 쉬었다가 같은 동작을 반복하는 것입니다. 이 정도 어지럼은 괜찮다고 몸과 머리에 인식시키는 방법입니다.

65세 이상의 만성 이석증 환자 두 집단에 이석 정복술을 시행하며, 한 집단만 일주일에 두 차례씩 50분 정도 전정 재활 운동을 하도록 했습니다. 그 결과 장기적인 전정 재활 운동을 받은 환자들에게서 뚜렷한 어지럼 완화가 나타났습니다. 이처럼 어지럼 치료 시 재활 운동은 약물 혹은 물리 치료와 더불어 꼭 필요합니다. 물론 이런 운동은 이비인후과에서 치료받고 있는 환자에게 권하는 운동입니다.

⟨⟩ 이석증 재발을 방지하는 전정 재활 운동

❶ 푹신한 침대에 앉습니다.
❷ 고개를 오른쪽으로 45도 돌린 채 빠른 속도로 왼쪽으로 쓰러지듯 누워 30초 유지합니다.
❸ 빠르게 몸을 일으켜 세워 바르게 앉습니다.
❹ 고개를 왼쪽으로 45도 돌린 채 오른쪽으로 빠르게 누워 30초간 유지합니다.
(위 운동을 매일 아침·저녁으로 10회씩 시행합니다. 앞서 소개한 세몽법과 동일한 운동입니다)

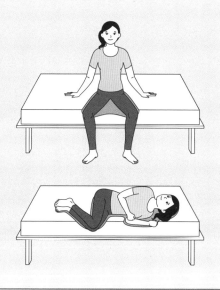

이석증을 앓는 환자는 평소 잠잘 때의 자세나 머리 위치도 신경을 써야 합니다. 한 연구에서 후반고리관에 이석증이 발생한 환자들에게 잠자는 자세에 대한 설문 조사를 시행했는데, 오른쪽 귀에 이석증이 생긴 환자 대부분(84%)이 오른쪽으로 누워서 자는 습관이 있고 왼쪽 귀에 이석증이 생긴 환자 역시 대부분(65%) 왼쪽으로 누워서 자는 습관이 있다고 보고했습니다. 따라서 오른쪽 귀에 이석증이 생겨서 치료받은 경우에는 왼쪽으로 베개를 베고 자거나 바로 누워서 자는 습관을 들이는 것이 좋겠습니다.

2. 전정 신경염 재활 운동

전정 신경염은 귀가 걸리는 감기입니다. 감기에 걸렸을 때 음식을 잘 챙겨 먹고 푹 쉬면 나아지듯이, 전정 신경염도 바이러스 감염으로 인해 전정 신경에 염증이 생긴 것이기 때문에 일단 푹 쉬면서 몸이 이겨낼 수 있도록 해야 합니다.

물론 전정 신경염 초반에는 심하게 어지러워서 토하기도 하고 속이 울렁거려서 식사도 하기 어렵습니다. 이때는 이온 음료를 마시거나 약국에서 전해질 보충제를 사서 복용하는 것이 좋습니다. 전성 신경염 초반에 스테로이드가 염증을 가라앉히는 데 효과적이기도 합니다.

대부분의 환자는 전정 신경염을 앓다가 금방 회복하지만, 한쪽 전정 기능에 이상이 생기는 경우도 있습니다. 한쪽 전정 기능이 떨어지면 그 방향으로 고개를 돌리거나 몸을 움직일 때 순간적으로 균형을 잃을 수도 있고 걸을 때마다 한쪽 방향으로 치우칠 수도 있습니다. 특히 전반적인 균형을 잡는 소뇌의 기능까지 노화하면, 전정 기능의 불균형으로 인한 어지럼이 일상생활을 더욱 불편하게 합니다. 이럴 때는 가만히 집에서 쉬기보다 적극적으로 야외 활동을 하면서 몸을 움직여야 합니다.

오른쪽에 있는 물건을 보기 위해서 고개를 오른쪽으로 돌리면 오른쪽 전정이 움직임을 감지하고 눈이 물건에 초점을 맞춥니다. 왼쪽 전정 신경염 때문에 왼쪽 전정이 약해지면 왼쪽으로 고개를 돌릴 때마다 어지럽고 눈의 초점을 맞추기 힘들어집니다. 그럴 때는 고개를 왼쪽으로 돌리는 것을 반복하면서 초점을 맞추는 연습을 하십시오.

마트에 장을 보러 가서 넘어지지 않게 카트를 잡고 진열대 사이를 걸어가며 좌우에 진열된 물건들을 두루두루 살피는 것도 일상에서 할 수 있는 좋은 재활 운동입니다. 문방구에서 말랑말랑한 고무공을 사 와서 벽에 던졌다가 잡는 훈련을 하는 것도 좋습니다. 길을 걸으면서도 어지러울까 봐 앞만 보고 걷지 말고 좌우를 두리번거리면서 걸어야 합니다.

이처럼 전정 신경염의 재활 운동의 기본 원리는 어지럼이 느껴지는 특정 동작을 반복적으로 시행하면서 전정뿐 아니라 다른 평형 기관의 보상 작용을 강화해 어지럼을 개선하는 것입니다.

(C) 만성 어지럼을 완화하는 재활 운동

1. 균형 잡고 서 있기

❶ 오른발을 앞에 두고 서서 양팔을 벌리고 30초간 유지한다.

❷ 그 상태에서 팔만 내려 30초간 바로 서 있는다.

❸ 다시 양팔을 엇갈려 가슴에 댄 상태에서 30초간 유지한다. 반대쪽 팔이 위로 올라오도록 팔의 위치를 바꿔 한 번 더 실시한다.

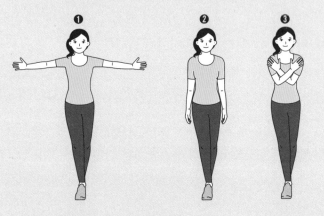

2. 시선을 정면에 두고 일직선으로 걷기

3. 양손에 물체를 들고 머리를 고정한 채 눈을 좌우로 빠르게 움직이며 두 물체에 초점 맞추기

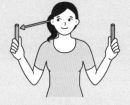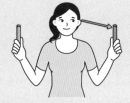

4. 머리를 고정한 채 한손으로 펜을 좌우로 움직이며 펜에 초섬 맞추기

반복적인 운동을 통해 점점 더 균형 잡기가 수월해지면 자신감을 얻고 심리적으로도 안정됩니다. 그래서 전정 재활 운동은 매일 꾸준히 최소 20~30분 정도 하는 것이 좋습니다.

2장
귀 건강에 좋은 음식

"당신이 무엇을 먹었는지 말해달라. 그러면 당신이 어떤 사람인지 알려주겠다." 프랑스의 법관이자 미식가로 유명한 장 앙텔므 브리야 사바랭이 《브리야 사바랭의 미식 예찬》이라는 책에 남긴 문장입니다. 시대적 배경을 고려하면 사회적 신분에 따라 먹는 음식이 다르다는 뜻이겠지만, 내가 먹는 음식이 나의 건강에 영향을 미칠 수 있다고 이해하면 어떨까요?

지금부터 귀에 좋은 음식에 대해서 이야기하겠습니다. 진료할 때 환자들이 흔히 하는 질문은 "무엇을 먹으면 안 되나요?" 혹은 "무엇을 먹어야 빨리 나아질까요?"입니다. 그럴 때마다 맛있는 음식을 즐겁게 섭취하라고 대답하는데, 이제 귀 건강을 지켜주는 귀에 맛있는 음식을 소개하겠습니다.

제1부에서 설명했듯이, 청력을 담당하는 달팽이관과 균형을

담당하는 평형 기관은 이어져 있고 청각과 균형을 담당하는 세포들도 비슷한 형태를 띱니다. 그래서 귀에 좋은 음식이란 듣는 귀와 균형 귀 모두에 좋은 음식입니다.

1. 브로콜리

브로콜리가 몸에 이로운 대표적인 이유는 다음과 같습니다.

❶ 암을 예방한다.
❷ 혈압과 콜레스테롤 수치를 낮춘다.
❸ 치아와 잇몸 건강에 이롭다.
❹ 항노화 작용을 하고 골다공증을 예방한다.
❺ 외부 자극으로부터 눈과 간을 보호한다.
❻ 여성 호르몬 균형을 맞춰주고 신진대사를 증가시킨다.
❼ 인지 기능을 향상한다.

브로콜리에는 식이 섬유 외에 비타민 A, B_6, B_9, C와 망간, 칼륨, 인, 마그네슘, 칼슘 등 몸에 필요한 미네랄이 풍부하게 들어 있습니다. 갑상선 기능에 이상이 있는 경우에는 브로콜리를 익혀 먹으면 더 좋습니다. 브로콜리의 성분 중 비타민 B_9이라고도 불리는 엽산Folic Acid이 청력 손실을 늦추는 데 효과가 있으며, 태아의 신경과 혈관 발달을 돕기 때문에 임신한 여성에게 섭취를 권장합니다.

또한 엽산은 소음 노출로 인한 산화 스트레스Oxidative Stress로부터 달팽이관에 있는 청각 세포를 보호하는 역할을 합니다. 엽산이 결핍된 식이 실험의 대상이었던 쥐에서 일반 쥐보다 더 심한 달팽이관 세포 손상이 나타났다고 합니다. 사람을 대상으로 한 연구에서 50세 이상의 남녀 728명을 무작위로 배정해 3년간 엽산과 위약을 투약한 결과, 일상 대화 영역에 필요한 청력은 위약만 복용한 집단에 비해 엽산과 위약을 모두 복용한 집단의 청력이 상대적으로 잘 보존되었습니다. 연구 결과로 알 수 있듯이, 엽산은 우리의 귀 건강을 지키는 데 필수적인 성분입니다.

그러나 심한 어지럼을 호소해서 입원한 환자 41명의 체내 엽산 수치를 조사한 연구에서, 메니에르병, 이석증, 전정 신경염 환자들의 체내 엽산 수치는 정상인의 수치와 크게 다르지 않은 것으로 나타났습니다. 약이나 음식에만 의존해서는 안 되며 평소 건강한 식습관을 갖고 운동을 꾸준히 하는 것이 중요합니다.

2. 등 푸른 생선

연어, 정어리, 고등어, 꽁치 같은 등 푸른 생선에는 오메가-3 지방산이 다량 함유되어 있습니다. 지방산 중에서도 오메가-3 지방산이 건강에 좋으며, 몸에서 충분히 합성할 수 없기 때문에 반드시 식품으로 섭취해야 하는 영양소입니다.

오메가-3는 세포막을 형성하는 필수 요소로 염증을 막고 동맥을 이완시켜 혈압과 혈중 콜레스테롤을 낮추고 다양한 심장 질환을 예방합니다. 오메가-3를 꾸준히 섭취한 집단이 그렇지 않은 집단보다 사망률이 훨씬 더 낮다는 연구 결과도 있습니다. 오메가-3는 등 푸른 생선뿐만 아니라 호두, 들기름, 아마씨유 같은 식품에도 풍부하게 들어 있습니다.

오메가-3는 혈액 순환 기능을 강화하며, 이온 채널 안정화와 신경계 활성화로 내이의 림프액 순환 및 안정화에 도움을 주어 메니에르병 치료에 효과적입니다. 발작성 어지럼의 빈도를 낮추고 청력 저하를 예방하며, 중추신경계에도 영향을 미쳐 이명이나 만성 어지럼 치료에도 활용됩니다.

일주일에 생선 2마리 정도에 함유된 오메가-3를 섭취해야 효과를 볼 수 있으며, 이는 건강 기능 식품으로 대체할 수 있습니다. 오메가-3는 지방산이므로 공기나 물 같은 외부 물질과 접촉하면 변질됩니다. 산패되거나 유효 기간이 지난 오메가-3 함유 건강 기능 식품은 몸에서 활성 산소를 증가시키고 DNA 변형을 일으켜 발암 물질로도 작용할 수 있다고 하니, 아깝더라도 절대로 복용해서는 안 됩니다.

3. 토마토

토마토는《타임》이 선정한 10대 슈퍼 푸드 중 하나입니다. 유기산, 아미노산, 칼륨, 칼슘, 철, 인, 비타민 A, B_1, B_2, C와 식이 섬유 등 영양분이 포함되어 있는데, 특히 식물성 영양소이자 황산화 물질인 리코펜이 많이 들어 있습니다. 해충, 독소, 자외선 같은 피해를 막기 위해 토마토가 스스로 생성한 물질입니다. 유해한 환경 화학 물질에 많이 노출된 우리 역시 토마토가 만들어낸 영양소를 흡수해서 몸을 건강하게 유지할 수 있는 것입니다. 리코펜은 지방 용해성 영양소이기 때문에 아보카도, 올리브 오일 등 지방과 함께 섭취하면 더 잘 흡수된다고 합니다.

토마토에 많이 들어 있는 칼륨은 몸속의 나트륨을 밖으로 배출시켜서 나트륨 섭취를 줄여야 하는 메니에르병 환자의 식이 조절에 효과적입니다. 또한 리코펜은 뼈의 산화 스트레스를 줄여서 건강한 뼈세포 구조를 유지해줍니다. 이석증의 원인 중 하나가 골다공증인 만큼, 이석증 예방을 위해 평소 토마토와 같이 리코펜이 많이 함유된 자몽, 수박, 당근, 아스파라거스 등도 즐겨 섭취하기 바랍니다.

4. 바나나

운동 경기를 보다 보면 선수들이 휴식을 취할 때 스포츠 이온 음료를 마시거나 바나나를 먹는 것을 확인할 수 있습니다. 바나나에 풍부하게 들어 있는 칼륨이 근육 경련을 예방하기 때문입니다.

또한 바나나에 포함된 마그네슘은 혈관을 확장하고 혈액 순환이 활발하게 하는 데 도움을 줍니다. 평형 기관의 혈액 순환까지 잘되어 소음이나 노화에 의한 청력 저하 혹은 평형 담당 기능 저하를 예방할 수 있습니다.

5. 견과류

한때 유행했던 팔레오 다이어트, 일명 원시인 식단은 식량이 부족했어도 지금보다 건강했던 구석기 시대 사람들의 식단을 따라 하는 다이어트입니다. 이제는 식량 걱정에서는 해방되었지만 운동 부족과 탄수화물 과다 섭취로 인해 비만, 만성 질환에 시달립니다. 그래서 구석기 시대 사람들처럼 탄수화물을 줄이고 전분이 거의 없는 과일, 채소, 견과류를 많이 섭취할 것을 권장합니다.

견과류는 아연이 풍부하게 들어 있어 귀 건강에 매우 좋은 음식입니다. 평형 기관의 내림프액은 대부분 아연으로 이루어져 있습니다. 그러므로 아연이 풍부한 견과류를 꾸준히 섭취하면, 귀

신경을 활성화하며 노화성 난청을 완화하고 균형을 회복하는 데
도움을 줄 수 있습니다.

단, 견과류를 섭취할 때 알갱이가 기도로 들어가지 않도록 각
별히 주의해야 합니다. 기도에 이물질이 들어가 기도 내시경
을 통한 제거 수술을 받은 64명의 소아를 분석해보니, 이물질의
67%가 견과류였고 환자의 90% 이상이 36개월 미만의 유아였습
니다. 가급적 4세 이상부터 견과류를 섭취하도록 하고 고령의 환
자에게는 견과류를 천천히 꼭꼭 씹어서 드실 것을 권유합니다.

6. 콩

식물성 단백질 공급원으로 알려진 콩에는 마그네슘이 풍부하게
들어 있습니다. 마그네슘은 항산화 작용을 하고 뇌세포를 보호하
는 성분이므로, 어지럼을 예방하고 이명도 완화할 수 있습니다.

7. 밤

예로부터 한의학에서는 귀와 신장의 모양이 서로 닮아서, 신장이
안 좋으면 귀에도 병이 생겼다고 생각했습니다. 흥미롭게도 실제

로 귀와 신장은 밀접하게 연관되어 있습니다.

신장은 몸의 노폐물을 피에서 걸러내 배출하며, 그 과정에서 체수분의 이온 농도를 조절합니다. 짠 음식을 많이 먹으면 갈증이 나지 않으셨나요? 몸에 나트륨 성분이 많아지면 체액의 이온 균형이 나빠져서 이를 맞추기 위해 몸이 물을 요구하는 것입니다. 신장이 걸러낸 나트륨 성분은 소변을 통해 배출됩니다. 특히 메니에르병 환자에게는 평소 싱겁게 식사할 것을 권유하며, 필요하다면 이뇨제를 처방해 몸의 불필요한 나트륨을 제거하도록 합니다.

밤은 다양한 비타민과 미네랄을 함유해 신장을 보호하고 이뇨 작용을 합니다. 그렇지만 매우 열량이 높은 식품이어서 과도하게 섭취하면 비만을 유발해 건강에 해로울 수 있습니다.

8. 고칼슘 함유 음식

이석증으로 진단받은 경우 환자가 골다공증 검사를 받았는지 꼭 확인합니다. 만약 고밀도가 낮다면 내분비 내과 혹은 가정의학과 진료를 권유하면서 적극적으로 치료받아야 한다고 안내합니다.

이석증은 교통사고 등에 의해 머리를 다치거나, 내이 감염이 발생하거나, 노화에 의해 평형 담당 기능이 약화되어 나타날 수 있습니다. 그러나 특히 폐경 이후의 중년 여성에게 이석증이 잘 발병하는 것은 여성 호르몬이 감소하면서 골다공증이 생기기 때문입니다. 이때 칼슘 결정체인 이석 역시 밀도가 약해지면서 제자리를 벗어나기 쉬워집니다. 지금까지 많은 연구를 통해 골다공증과 이석증 발생 빈도와의 밀접한 관계를 확인할 수 있었습니다. 그러므로 이석증으로 진단받으면 이석 정복술을 통한 물리치료와 생활 습관 교정을 받아야 합니다. 이후부터는 재발을 방지하고자 골다공증 검사를 주기적으로 받고 바른 식습관을 가질 것을 권장합니다.

골다공증은 특별한 증상이 나타나지 않기 때문에 발병 후 한참 뒤에 발견하기도 합니다. 국민건강보험공단은 골다공증 환자 수가 2015년 82만 명에서 2019년 108만 명으로 연평균 7.1% 증가했으며 여성 환자가 전체의 94%를 차지했다고 발표했습니다. 폐경 이후 에스트로겐 호르몬이 손실되기 때문에 여성에게서 골다공증이 더 많이 나타납니다. 6개월 이상 무월경 상태인 경우에도 여성 호르몬이 낮아지므로 특별한 증상이 없어도 골밀도 검사를 받아야 합니다.

뼈 건강에 도움이 되는 칼슘은 등 푸른 생선, 달걀, 시금치에 풍부하게 들어 있습니다. 시금치를 익히면 칼슘양이 줄어들기 때문에 생으로 샐러드 등에 넣어 섭취하면 좋습니다. 무엇보다 칼슘 하면 떠오르는 식품은 바로 우유입니다. 우유는 요구르트 혹은 치즈로도 만들어져서 편하게 섭취할 수 있습니다. 우리나라에는 유당 불내증이 있는 분이 많은데, 우유 대신에 두유를 마셔도 좋습니다. 두유는 필수 지방산, 단백질, 식이 섬유를 많이 함유한 건강식품으로, 특히 식물성 에스트로겐이 많이 들어 있어 칼슘이 더 잘 흡수됩니다.

매일 커피를 4잔 이상 마실 경우 카페인이 칼슘의 흡수를 방해할 수도 있다는 보고가 있으나, 어디까지나 과도하게 섭취할 경우에만 해당합니다. 지난 2016년 서울대병원 가정의학과 박상민 교수 연구팀에서 골밀도 검사를 받은 폐경 여성 4,066명을 대상으로 커피와 골다공증의 상관관계를 조사했습니다. 하루 커피를 1잔 미만 마시면 21%, 1잔 마시면 33%, 2잔 마시면 36% 수준으로 골다공증 위험이 감소한다는 결과를 발표했습니다. 커피에 포함된 에스트로겐, 클로로겐산(항산화 작용), 디테르펜(항염증 작용) 등의 성분이 뼈 건강에 이롭기 때문이었습니다. 뼈 건강에는 적당한 카페인뿐 아니라 적당한 운동도 중요하니 번거롭더라도 가급적 엘리베이터나 에스컬레이터 대신 계단을 이용하는 습관을 들이는 것이 좋습니다.

등 푸른 생선에는 비타민 D도 함유되어 있습니다. 일조량이 풍부한 대낮에 햇빛을 쬐어 체내에서 비타민 D가 생성되게 하는 것도 방법입니다.

3장
어지럼을 완화하는 식습관

이번에는 메니에르병과 편두통성 어지럼증 환자를 위한 식습관을 알아보겠습니다. 이 2가지 어지럼증은 식습관의 영향을 받는 대표적인 질환입니다. 초기 증상만 나타난 환자는 식생활과 생활수칙을 잘 지키면 약물 없이 치료될 수 있습니다.

간혹 편두통 어지럼 환자 중 두통과 어지럼이 특히 주말에 느껴진다고 불편해하는 사람들이 있습니다. 주중에 커피를 많이 마시다가, 주말에 자제하니 몸의 카페인 농도가 떨어져서 편두통이 발생한 것입니다. 이럴 때는 주말에도 카페인을 섭취하거나, 기왕이면 주중에 카페인 섭취를 줄이라고 권유합니다.

내원한 환자들에게 식사 일기를 쓰도록 하는데, 매일 섭취하는 음식이나 음료를 기록하고 이지럼이나 편두통이 생긴 시긱을 적어보면 어떤 음식이 편두통을 유발하는지 알 수 있습니다. 그만큼 몸은 우리가 먹는 음식과 밀접하게 관련되어 있습니다. 앞으로 소개할 식생활 지침은 메니에르병과 편두통성 어지럼증 완화를 위한 것이지만, 다른 어지럼증 완화에도 도움이 됩니다.

1. 메니에르병 식생활

메니에르병을 예방하는 식생활의 목표는 싱겁게 먹고, 물 많이 마시기입니다. 물론 메니에르병 관리를 위해 식욕을 제어하고 좋은 음식을 가려서 섭취하기는 쉽지 않지만, 다음의 방법을 통해 도움을 얻으시길 바랍니다.

(1) 하루 동안 조금씩 자주 섭취합니다

하루에 총 섭취하는 음식량은 변화가 없도록 하면서 아침, 점심, 저녁 식사를 거르지 않는 방법입니다. 식사는 탄수화물, 단백질, 지방의 균형을 잘 이뤄야 합니다. 탄수화물, 단백질, 지방이 각각 40%, 30%, 30%로 구성된 식사를 추천하며 끼니마다 비슷한 양의 염분을 섭취하도록 합니다.

(2) 다량의 염분이 포함된 음식을 피합니다

세계보건기구의 1일 나트륨 권장량은 2,000mg 이하이고, 1일 소금 권장량은 5g 정도입니다. 보통 1작은술(티스푼)에 소금 4g

을 담을 수 있습니다. 염분 섭취를 줄이면 메니에르병뿐만 아니라 고혈압도 치료할 수 있습니다. 무염분, 무가당 음식만 드실 것을 권유하지는 않고 다양한 영양소가 잘 분포된 식사를 권장합니다.

평소보다 조금 더 싱겁게 드신다고 생각하고 라면 스프나 양념을 반만 넣고 국물은 가급적 마시지 않는 것이 좋습니다. 뜨거운 음식을 먹을 때는 혀의 미각이 둔해져서 덜 짜고 덜 맵다고 느껴집니다. 그래서 설렁탕에 소금을 타거나 김칫국을 붓는 것입니다. 음식은 미지근하게 식혀서 먹고 평소 물, 과일, 채소를 많이 섭취해야 합니다.

| 도표 7-1. 저염식 가이드라인 |

음식의 종류	피해야 할 고염분 음식	추천하는 저염분 음식
유제품	버터 우유, 코코아 분말, 가공된 치즈	무(저)지방 우유 및 요구르트, 저염분 치즈
육류	소금에 절이거나 훈제된 고기류, 참치 통조림, 햄, 소시지	살코기 부위, 싱싱한 생선 및 닭고기
채소	가당 채소 주스(나트륨 일일 권장량 대비 10% 포함), 올리브, 오이 절임, 통조림 스프, 김치	싱싱한 채소, 무가당 채소 주스, 저염분 스프
빵	크래커, 피자, 나트륨 함량이 높은 시리얼	곡물이 들어 있는 빵이나 시리얼, 저염분 크래커
스낵	감자칩, 프레즐, 견과류 등	무염분 팝콘, 말린 과일류
그 밖의 음식	토마토 케첩, 머스터드 소스, 간장, MSG가 포함된 음식, 샐러드용 소스, 패스트푸드 등	드레싱 없는 샐러드

(3) 지나치게 단 음식을 피합니다

설탕은 하루 12작은술, 즉 50g으로 제한할 것을 권유합니다. 미국 농무부는 '2015~2020년 식품 섭취 가이드라인'을 통해 설탕 등 당분 섭취량이 하루 섭취 칼로리의 10%를 넘지 말아야 한다고 권고했습니다. 하루 당분 섭취량이 12작은술을 넘어서는 안 되며, 이는 스타벅스의 모카 프라푸치노 레귤러 사이즈 1잔에 함유된 당분의 양입니다.

(4) 글루탐산 나트륨Monosodium Glutamate(MSG)이 포함된 음식을 피합니다

대표적인 조미료로 대부분의 가공식품에 포함됩니다. 몸에 해로운 음식은 아니지만, 메니에르병 환자에게 알레르기 증상 같은 불편을 줄 수 있습니다. 자주 외식하거나 편의점 음식을 사 먹는 사람은 식사 전 식품의 성분표를 꼼꼼히 살펴보고 가급적 피하시길 권합니다.

(5) 인공 감미료가 포함된 음식을 피합니다

인공 감미료는 다량의 염분을 포함하며 인체 내 압력 및 혈당 상승을 야기합니다. 인공 감미료와 같은 식품 첨가물이 남용된 가공식품에 대한 안전성 논란도 있습니다. 식품 첨가물 전문가인 아베 쓰카사는《인간이 만든 위대한 속임수 식품 첨가물》에서 식용 색소, 합성 착향료, 보존제 같은 식품 첨가물의 남용과 위험성을 신랄하게 비판했습니다.

(6) 매일 적당량의 수분을 섭취합니다

커피, 차, 탄산음료를 제외하고 하루 최소 8잔 이상의 물을 섭취하도록 권장합니다. 과일 주스 같은 가당 음료의 과다 복용도 피해야 합니다. 수분 또한 매일 여러 번에 나누어 일정량을 섭취하는 것이 좋습니다. 한 연구에서는 메니에르병 환자에게 몸무게 1kg당 35ml의 물을 매일 마시도록 했더니, 어지럼이 줄어들고 일부 환자는 청력이 회복되었습니다.

(7) 카페인 섭취를 피합니다

차, 커피, 초콜릿, 탄산음료 등 카페인이 함유된 음식을 피해야 합니다. 일부 두통약 및 다이어트 약에도 카페인이 포함되어 있으므로 약을 먹기 전에 약물 성분표를 살펴보는 습관을 들여야 합니다.

(8) 음주량을 줄입니다

술은 커피와 마찬가지로 이뇨 작용을 해 달팽이관과 평형 기관의 림프액량을 감소시켜 내이의 전해질 농도를 바꿉니다. 전해질 농도의 변화는 평형 장애를 유발해 어지럼을 더 악화할 수 있습니다.

(9) 프로스타글란딘 억제제 섭취를 줄입니다

프로스타글란딘 억세세는 아스피린, 버퍼린, 부루펜, 애드빌, 모트린, 나프로신, 로딘, 렐라펜 등 다수의 비스테로이드성 항염증제를 말합니다. 의사로부터 이런 약을 처방받았다면 다른 약으로 변경해야 합니다.

(10) 약의 성분을 잘 살핍니다

알약 제조 시 염분을 많이 사용하기 때문에 복용 시 유의해야 합니다.

(11) 금연합니다

흡연은 혈관 수축을 유도해 내림프액의 전해질 조성 변화를 유발하며, 내이 감각 세포로의 원활한 산소 공급을 방해합니다.

결론적으로 메니에르병은 식습관 개선을 통해 충분히 완화하고 예방할 수 있는 병입니다.

2. 편두통성 어지럼증 식생활

편두통의 3분의 2 이상은 하나 이상의 원인으로 인해 발생하며, 스트레스가 가장 흔한 원인입니다. 많은 편두통 환자가 음식물 섭취에 의한 두통 유발을 호소하는데 가장 대표적인 음식물이 술입니다. 편두통 유발 원인으로 잘 알려진 음식으로는 초콜릿, 치즈, 감귤류, 튀긴 지방질 음식 등이 있습니다.

결식, 수면 부족, 과수면, 피로 등 불규칙한 생활 습관도 편두통을 유발합니다. 날씨 변화, 높은 고도 등 환경적 요인도 있으며, 여성의 경우 월경이 편두통의 흔한 원인이자 편두통을 악화하는 요소입니다.

편두통성 어지럼증 환자는 일반 편두통 환자와 동일하게 건강한 식생활을 해야 합니다. 매일 식사 일기를 쓰면서 언제 편두통이 생겼는지를 함께 기록하면 어떤 종류의 음식이 편두통을 일으키는지 알 수 있습니다.

(1) 편두통 환자를 위한 생활 습관 및 식생활

스트레스 완화, 수면 조절, 운동, 규칙적인 식사 등을 통한 생활 습관 개선이 중요합니다. 두통 일기 등을 작성해 편두통 유발 요인(음식, 소리, 냄새 등)을 파악하고 이를 피하려고 노력합니다. 보통 편두통을 유발할 수 있는 특정 음식을 먹고 약 3~12시간 후에 편두통이 발생할 수 있습니다.

티라민Tyramine이 포함된 치즈, 초콜릿, 커피, 알코올이 편두통을 유발할 수 있습니다. 우유, 견과류, 소금, 토마토, 코코넛 등이나 MSG가 다량 첨가된 음식을 피하는 것도 편두통을 예방하는 데 효과적입니다. 인공 감미료인 아스파탐Aspartame도 편두통의 원인일 수 있으므로 주의해야 합니다. 마지막으로 술 중에서도 레드 와인이 편두통을 일으키는 경우가 많으며, 글루텐에 과민한 사람은 맥주로 편두통이 나타나기도 합니다.

(2) 편두통을 유발할 수 있는 약물

• 에스트로겐이 포함된 경구 피임약

• 폐경기에 복용하는 대체 호르몬제

• 니트로글리세린 같은 혈관 확장제

• 일부 고혈압 치료제(니페디핀, 캡토프릴 등)

• 일부 항생제(테트라시클린, 케토코나졸 등)

• 위산 분비 억제제(시메티딘, 라니티딘 등)

"귀 건강을 지키는 방법" 정리

➕ 이석증 재발 방지를 위해 이석증 습관화 운동을 시행하고 평소 잠을 잘 때의 자세나 머리 위치를 신경 써야 합니다.

➕ 전정 신경염은 귀가 걸리는 감기라서 초반에는 푹 쉬며 안정을 취하는 것이 좋고, 이후에는 재활 운동을 해야 합니다.

➕ 청력 개선이나 어지럼증 완화에 좋은 음식은 브로콜리, 등푸른 생선, 토마토, 바나나, 견과류, 콩, 밤 등입니다.

➕ 이석증을 예방하기 위해 평소 비타민 D를 많이 생성하도록 적절히 산책을 하고 고칼슘 함유 음식인 달걀노른자, 시금치, 등 푸른 생선, 두유, 우유 등을 섭취합니다.

➕ 메니에르병과 편두통성 어지럼증 역시 먹는 음식에 영향을 받는 질환입니다. 평소 싱겁게 먹거나 카페인을 줄이고 (메니에르병), 음식 일기를 작성해 두통을 일으키는 음식을 찾아 섭취를 삼갈 것(편두통성 어지럼)을 권유합니다.

어지럼 클리닉에 와주셔서 감사합니다

인류는 몸을 꼿꼿하게 세우고 두 발로 걷기 시작하면서 많은 이득을 얻었습니다. 직립 보행을 하니 양손을 자유롭게 쓸 수 있고 목까지 자유롭게 가눌 수 있어 시야도 넓어졌습니다. 큰 뇌를 지탱할 수 있는 척추와 경추 덕에 지능이 점점 더 발달하면서, 험한 자연환경에서 살아남을 수 있었습니다.

하지만 직립 보행에는 대가가 따릅니다. 만성적인 허리, 무릎 통증은 물론이고 골반이 작아져 출산의 고통도 더 심해졌습니다. 두 발로 걷는 인간은 무게 중심이 네발짐승보다 상대적으로 높고 바닥에 닿는 면적이 작아서, 조금만 움직여도 무게 중심이 크게 요동치며 불안정해집니다. 더군다나 하체보다 상체의 질량이 더 큰 역삼각형 구조의 몸 때문에 균형을 잡기가 더욱 어렵습니다.

그럼에도 불구하고 우리는 뛰다가 갑자기 몸을 틀 수도 있고, 춤을 추기도 하며, 김연아 선수만큼은 아니더라도 한쪽 다리만으로도 빙글빙글 회전할 수 있습니다. 이렇게 우리가 두 발로 다니면서 어느 동물보다도 균형을 잘 잡는 이유는 무엇일까요? 바로 우리 양쪽 귀에 있는 평형 기관 덕분입니다. 인간은 고도로 발달한 평형 기관 덕분에 두 발로 서서 다니는 장점을 극대화할 수 있었습니다.

하지만 평형 기관은 정밀한 만큼 고장도 쉽게 날 수 있으니 유의해야 합니다. 또한 나이가 들면서 평형 기관이 노화해 발생하는 만성적인 어지럼으로 인해 외출을 꺼리고 활력을 잃는 분도 많습니다. 그러나 막막할수록 어지럼을 극복할 수 있다는 믿음을 갖고, 적극적인 치료와 재활을 통해 '균형 잡힌 인간Homo Bilancis'이 되어야 합니다.

2020년 들어 초유의 감염병 사태로 평소보다 조용하던 진료실을 지키다 문득 이비인후과 의사로서 일상생활에 불편을 겪는 분들에게 자그마한 도움이 될 일을 해보자는 생각이 들었습니다. 그 방법을 두고 고민하다가 20년 이상 환자를 진료해온 경험을 바탕으로 책을 써보자는 결론에 다다랐습니다. 그리고 나서는 '누가 쓸 것인가? 어떤 내용으로 책을 구성할 것인가? 어느 출판사에서 책을 출간할 것인가?' 등 머릿속에 떠오르는 질문에 하나씩 답을 해나갔습니다.

책을 함께 집필할 저자를 찾는 과정은 순조로웠습니다. 울산대 서울아산병원의 안중호 교수, 고려대 안암병원의 임기정 교수, 가톨릭대 부천성모병원의 오정훈 교수, 서울대 보라매병원의 박민현 교수까지 총 4인의 저자가 함께 원고를 저술했습니다. 공부했던 곳도, 근무하는 환경도 다르지만, 각종 학회에서 만나 열띤 토론을 하고 사적인 모임을 하며 우의를 다져온 4인의 교수가 의기투합했습니다.

4인 모두 지천명에 가까운 나이인지라, 2020년을 여느 해처럼 치열하게 보내라는 하늘의 명을 받았다고 해야 할까요? 먼저 어떤 내용을 책에 담아야 할지 결정하기 위해 고심하고 영상 회의를 거듭하며 많은 이야기를 나눴습니다. 예전 같으면 술 한잔 걸치며 편안한 분위기에서 풀어나갈 문제들을 진지하게 토론하며 해결하려고 하다 보니 예상보다 시간은 더 많이 소요되었지만 다행히 그 과정에서 더욱 내실 있게 집필 방향을 정할 수 있었습니다. 공들여 책의 주제와 집필 방향을 정했지만, 이는 겨우 첫걸음을 내디딘 것이었다는 사실을 깨닫는 데 그리 오래 걸리지 않았습니다.

저자들이 함께 완성한 기획안은 서울 아산병원 이노베이션디자인센터의 김재학 소장님을 통해 김영사 출판사에 전달되어 세상에 나올 수 있었습니다. 원고가 더욱 빛이 날 수 있도록 애써주신 김영사 편집부에 감사드리며, 지면을 빌려 김재학 소장님에게도 깊이 감사드립니다.

"우정은 미래를 향해 밝은 빛을 투사하여 영혼이 불구가 되거나 넘어지지 않게 해준다"라는 로마의 정치가이자 철학자인 키케로의 말처럼, 이번 출간을 기점으로 저자들은 계속해서 환자를 돌보고 사회에 보탬이 되는 일을 하면서 함께 나아갈 것입니다. 다시 한번 이 책이 나오기까지 많은 도움을 주신 관계자 여러분과 든든한 지원군이 되어준 가족들께 고마움을 전합니다.

부록

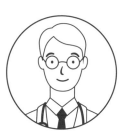

부록에서는 어지럼 진단에 도움이 되는 정보를 의사에

게 이야기하는 방법과 어지럼 환자가 흔히 하는 질문

에 대한 답변을 알려드립니다.

1
어지럼 진단에 도움이 되는 정보를
의사에게 이야기하는 방법

우리말에는 어지럼을 표현하는 어휘가 다양하게 있습니다. 그 덕분에 '아찔하다, 빙빙 돈다, 눈앞이 캄캄하다, 띵하다, 머리가 멍하다, 빈혈기가 있다, 현기증이 난다, 멀미가 난다, 걸을 때 몸이 바닥으로 푹 꺼지는 것 같다, 똑바로 걸어지지 않는다, 몸이 한쪽으로 쏠린다, 몸이 기울어진다, 균형을 잡지 못한다, 고개를 들지 못한다' 등으로 증상을 세세하게 표현할 수 있습니다.

하지만 환자 대부분이 자신의 증상을 뭉뚱그려서 '어지럽다'는 한마디로 표현합니다. 어지럼 병력을 물으면 다른 병원에서 받은 처방을 설명하거나, 약을 먹어도 효과가 없었던 경험 등을 토로하기도 합니다. 하지만 이런 정보는 어지럼 진단에 별 도움이 되지 않으므로 환사에게 나시 질문합니다.

"일주일 전 어지럼을 처음 느꼈을 때 구체적으로 어떻게 어지러우셨나요?"

"아침에 침대에서 일어나다가 갑자기 휘청하고 쓰러졌어요. 눈도 못 뜨고 꼼짝도 못 했어요."

"쓰러질 때 세상이 도는 느낌이었나요? 아니면 힘이 빠지거나 눈앞이 캄캄해졌나요?"

"눈앞이 캄캄하고 빙빙 도는 느낌이 들어서 정신을 차릴 수가 없었어요."

"그때 정신을 잃은 뒤로는 아예 기억이 나지 않나요?"

"아니요. 말소리는 들리는데 눈을 뜰 수가 없고 몸에 힘이 빠져서 일어나지를 못했어요."

"속이 메스껍거나 구토가 나지는 않았나요?

"노란 물이 속에서 올라올 때까지 변기를 잡고 토했어요."

"빙빙 도는 증상이 얼마나 오래갔지요?"

"병원에 가서 주사를 맞고 약도 먹고 나니까 좀 좋아졌어요."

"오전 내내 빙빙 도는 느낌이 들었나요? 아니면 괜찮아졌다가도 다시 어질어질해지는 증상이 반복됐나요?"

"처음에는 빙빙 도는 증상이 한두 시간 지속됐는데, 가만히 있으면 사라졌다가 움직이면 다시 증상이 나타나서 꼼짝도 하지 못했어요."

이렇게 질문과 답변이 오가면 의사는 진단에 필요한 정보를 얻을 수 있습니다. 동네 병원이 집에서 멀어 혼자 갈 수 없어 다른 사람을 불렀다거나, 그동안 식사를 하지 못해 체중이 빠졌다는 설명 등은 진단에 불필요한 정보로 신속하고 정확한 진단에 방해가 됩니다. 따라서 의사에게 어지럼에 대해 이야기할 때는 불필요한 정보는 가급적 줄이고 다음의 정보를 꼭 전달해야 합니다.

❶ 어지럼이 언제 시작됐는지

❷ 어지럼이 얼마 동안 지속되는지

❸ 어지럼이 반복적으로 생기는지

❹ 어지럼이 이번에 처음 발생한 것인지

❺ 어지럼이 심해지거나 약해지는 요인이 있는지

❻ 동반 증상이 있는지(소리가 잘 안 들리거나, 앞이 잘 안 보이거나, 두통이 심해지거나, 촉각이 무뎌지거나, 팔다리에 힘이 빠지는 것 같은 증상 등)

❼ 어지럼 때문에 이전에 방문했던 의료 기관이 있는지, 있다면 그곳에서 받은 진단과 처방은 무엇이었는지

❽ 당뇨, 고혈압 등의 만성 질환이 있는지

❾ 최근에 병원에서 수술이나 투약을 받은 적이 있는지

2
어지럼 환자가 흔히 하는 질문에 대한 답변

어지럼을 처음 느끼면 먼저 진료를 받기 위해 병원의 어느 과를 방문해야 할지 고민하는 경우가 많습니다. 또 막상 병원에 방문해서 진단을 받고 필요한 검사에 대한 설명을 듣고 나면, 진짜 그 병을 앓는 것은 맞는지, 맞다면 앞으로 어떻게 해야 하는지 등 궁금한 내용이 많아집니다. 그래서 그간 진료 시간이 짧아 환자분들에게 충분히 설명하지 못했던 내용을 정리했습니다.

요즘에는 유튜브 등을 통해 어지럼증에 관한 정보를 다양하게 접할 수 있지만, 인터넷상에 떠도는 이야기들은 대부분 신뢰하기 어렵고 환자에게 겁을 주는 내용이 많습니다. 뇌졸중, 뇌출혈, 뇌종양 등의 심각한 질병이 아니라면, 생명을 위협하거나 신체장애를 일으킬 정도의 심한 어지럼은 없으니 염려하지 않아도 됩니다.

반복적인 어지럼을 내버려두면, 청력 약화 가능성이 있는 메니에르병으로 진행될 수도 있지만 이 역시 제대로 진단을 받은 후에 충분히 치료가 가능하므로 크게 걱정할 필요는 없습니다. 다만 이상이 느껴진다면 잘못된 정보로 걱정하며 시간을 허비할 것이 아니라 병원에 제때 방문해서 적절한 진단과 치료를 받는 것이 가장 중요하므로, 다음의 질문과 답변을 보고 올바른 정보를 얻어 어지럼 치료와 예방에 도움을 얻길 바랍니다.

1. 어지럼 환자가 흔히 하는 질문

Q1. 항상 어지러워서 병원 여러 곳을 다니며 각종 검사를 받아봐도 무슨 병인지 도무지 알 수 없다고 합니다. 어떻게 하면 좋을까요?

진료하다 보면 여러 병원에서 오랫동안 약을 처방받아 복용해도 어지럼이 완화되지 않는다는 분들이 많습니다. 전정 기능 검사를 해도 명확한 진단명을 찾기 어렵고, 다른 검사를 해봐도 정상 수치에서 그다지 벗어나 있지 않습니다. 이럴 때는 심리적 요인이 어지럼을 유발했을 가능성이 있기 때문에, 진료 시간이 길어지더라도 심리 상담을 진행하며 환자 각각의 다양한 사연을 듣습니다. 그 과정에서 속을 썩이는 자식 문제, 배우자의 병시중, 사별 등 환자가 짊어진 삶의 무게와 고달픔을 덜 수 있도록 돕습니다.

중추신경계의 문제는 아닌지 뇌 MRI를 통해 먼저 확인하고, 제3부에서 심인성 어지럼증에 대해 자세히 기술한 것처럼 환자에게 항우울제 등의 향정신성 약물을 처방합니다. 이러한 약물은 단기간 투약해서는 뚜렷한 효과를 보기 힘들고 최소 1개월 이상 복용해야 합니다. 의사는 환자에게 향정신성 약물에 의존성이 생길 수도 있다는 부작용에 대해서도 미리 안내합니다.

만성 심인성 어지럼증 환자는 상담 치료를 진행하면서 3개월 정도 적절한 약물을 투여하면 대부분 증상이 호전됩니다. 무엇보다 질환을 이겨내겠다는 환자 본인의 의지가 가장 중요하며, 의사는 이러한 환자의 의지를 지지하고 격려해야 합니다.

Q2. 미리 멀미약을 먹었는데도 뱃멀미가 너무 심합니다. 문제가 있는 것일까요?

멀미는 우리의 감각 기관들에 들어오는 정보의 불균형 때문에 발생합니다. 평형 기관에서 들어오는 "머리와 몸이 흔들린다"는 정보와 눈에서 들어오는 "별로 움직임이 없다"는 정보가 머릿속에서 서로 충돌해서 어지럼이 나타나는 것입니다. 구체적인 멀미의 발생 기전과 예방법은 제4부에서 자세히 설명했습니다.

Q3. 눈이 침침해서 안경을 새로 맞췄는데, 너무 어지러워요.

도수가 높은 안경을 써야 하는 분들은 안경을 새로 맞추거나, 안경테를 조율해 렌즈의 위치가 바뀌면 한동안 어지럼을 느낍니다. 그렇지만 어느 정도 시간이 지나면 어지럼이 사라지고 익숙해지는데, 만약 2~3일이 지났는데도 여전히 어지러우면 안경이 눈에 맞지 않는 것이므로 다시 점검해야 합니다.

안경을 바꾸거나 렌즈의 위치가 바뀔 때 어지러운 것은 전정안구반사 때문입니다.

근시가 심해서 안경을 쓰면, 눈에 보이는 사물이 원래보다 작아 보여서 고개를 평소보다 조금만 움직여도 잘 보입니다. 그래서 전정안구반사 정도에 변화가 생겨 눈의 초점이 맞지 않아 어지러울 수 있는 것입니다.

사람마다 어느 정도 시차가 있겠지만 중추신경계는 변화에 적응해서 안경을 쓰고도 불편하지 않게 만들어줍니다. 물론 근시가 심한 분들은 적응이 된 이후에도 안경을 쓰고 벗을 때마다 조금씩 어지러울 수 있습니다.

Q4. 연로한 부모님께 언제쯤 지팡이를 권해드리면 좋을까요?

외래 진료 시 연로하신 분들에게는 힘이 들더라도 조금이나마 더 움직일 것을 강조하며 하체 근육 강화를 위해 여러 가지 운동을 하도록 권유합니다. 구체적인 방법은 제6부에서 상세히 설명했습니다.

두 다리로 균형을 잡는 데는 다리의 근력만 필요한 것이 아닙니다. 눈으로 상황을 판단하는 시감각부터 두 발을 땅에 내디디면서 바닥의 상황을 파악하는 체성 감각, 평형 기관에 의해 상황을 감지하는 평형 감각까지, 이 3가지 감각을 총동원해서 두 다리로 서 있으면서도 균형을 잘 유지하도록 합니다.

특히 체성 감각의 경우에는 아무런 움직임이 없으면 순간적으로 감각을 느끼지 못할 수 있기 때문에, 우리는 서 있는 동안 아주 약간씩 몸을 움직이거나 오른쪽 다리와 왼쪽 다리에 번갈아 몸무게를 실어서 체성 감각을 깨워주어야 합니다. 지팡이는 이 체성 감각을 돕는 도구입니다. 나이가 들면서 시력이 떨어지고, 평형 기관도 노화하기 때문에 체성 감각을 강화해서 균형을 잡아야 합니다.

지팡이는 손잡이가 사용하기 편해야 하며, 무게가 가벼워야 합니다. 지팡이가 바닥에 닿는 면적이 넓을수록 체성 감각 강화에 도움이 되므로 거동이 많이 불편한 경우에는 발이 4개 달린 지팡이를 권유하기도 합니다.

Q5. 보청기 착용을 권유받았습니다. 보청기가 어지럼 완화에도 좋다고 하는데, 사실인가요?

만성 어지럼을 가진 환자가 보청기를 착용할 때 자신감이 높아지고 어지럼이 줄어들었다는 연구 결과가 있습니다. 앞서 소개한 3가지 감각 외에도 양쪽 달팽이관에 들어오는 다양한 소리가 몸의 균형을 잡는 데 도움이 될 수 있다는 결과인데, 예를 들면 돌고래나 박쥐가 방향이나 거리를 파악하기 위해 초음파를 활용하는 것과 비슷한 원리입니다.

그러나 엄밀히 말해서 보청기는 어지럼 치료제가 될 수 없습니다. 다만 보청기를 착용함으로써 자신감이 높아져 외부 활동에 활발히 참여한다면 자연스럽게 균형 감각을 더 잘 유지할 수 있을 것입니다.

2. 어지럼 치료를 위한 약과 운동 관련 질문

Q6. 어지럼 치료를 위해 병원에서 받은 약을 먹으면 졸립니다. 계속 복용해도 괜찮을까요?

급성 어지럼 발작을 진정시키는 약들은 모두 어느 정도 졸음을 유발하는 부작용이 있습니다. 평형 기관을 진정시키는 벤조디아제핀 계열의 약(디아제팜)과 디멘히드리네이트 계열의 약(보나링에이정) 등이 어지럼 치료에 흔히 사용됩니다. 이런 약들은 전정 신경계를 직접 억제하여 어지럼을 완화하는 역할을 합니다. 중추 전정 신경계를 안정화하다 보니 각성 능력까지 진정되어 졸음이 오고 심하면 깜박 잠들 수도 있습니다.

구역, 메스꺼움을 방지하는 항구토제 약물 역시 다량 복용하면 지연성 운동 장애(맥소롱), 졸림(보나링에이정) 등의 부작용이 발생할 수 있습니다. 이런 종류의 약을 복용해야 할 정도로 심한 어지럼이 있는 분은 약을 먹고 일정 시간 쉬거나 잠깐 잠을 자는 것이 좋고, 운전같이 위험한 사고가 날 수 있는 행위는 삼가야 합니다.

어지럼을 일으키거나 어지럼증 치료에 사용되는 약물에 관해서는 제5부에 자세히 기술했습니다.

Q7. 어지럼 완화 운동을 하기보다는 약을 더 처방받고 싶어요.

어지럼 초기에 사용하는 보나링에이정, 씨베리움캡슐, 디아제팜 등은 심한 어지럼을 견디고 일상생활을 할 수 있도록 돕는 약입니다. 이러한 대증적 치료 목적의 어지럼 약을 장기간 복용하면 오히려 제대로 치료되지 않아서 경증 어지럼이 장기간 지속될 수 있습니다.

따라서 이러한 급성기 약물은 최소한으로 사용하면서 약간 빠르게 걷는 산책 같은 가벼운 운동이 어지럼 지속 기간을 줄이는 데 효과적입니다. 은행잎 성분의 혈액 순환제나 비타민류는 장기간 복용해도 몸에 무리가 가지 않습니다.

Q8. 어지럼이 없어지면 운동을 시작하려고 합니다. 좋은 운동 방법을 알려주세요.

어지럼이 완전히 사라지는 데는 시간이 걸리지만, 일단 심한 회전성 어지럼이 없어졌다면 운동을 시작하는 것이 좋습니다. 어지럼의 원인에 따라 도움이 되는 운동의 종류는 다르므로 이를 구분해서 해야 합니다. 만성적으로 반복되는 어지럼 환자는 전정 재활 운동을 꾸준히 해야 합니다. 일과성 어지럼이 있는 환자라면 전정 재활 운동을 계속할 필요는 없습니다. 피트니스 센터 등에서 근력 운동을 하는 경우가 많은데, 근력 운동 자체는 균형 감각을 회복하는 데 큰 도움이 되지 않습니다. 다만 스쿼 등 하체 근력 단련 운동은 기립성 저혈압에서 나타나는 어지럼 완화와 순간적인 균형 잡기에 도움이 될 수 있습니다. 균형 감각 강화를 돕는 가벼운 운동으로는 배드민턴이 있으며, 운동장에서 가볍게 달리는 운동도 균형 감각을 유지하는 데 효과적입니다.

3. 이석증 환자가 흔히 하는 질문

Q9. 혼자서도 이석 정복술을 시행할 수 있나요?

유튜브 등을 통해 이석 정복술에 대한 영상을 손쉽게 찾아볼 수 있지만, 무작정 이러한 물리 치료 방법을 따라 하지는 않습니다. 이석 정복술은 어느 쪽 귀의 어느 반고리관에 이석이 있는지에 따라 치료 방법이 달라집니다. 따라서 이석 정복술을 시행하면서 안진이 치우친 방향을 검사자가 확인해야 하므로 혼자서 검사를 시행하면 오히려 증상을 악화할 수 있습니다.

이석증 치료 후에도 남아 있는 어지럼에 적응하도록 돕는 이석 습관화 운동은 혼자서도 꾸준히 할 수 있습니다. 자세한 방법은 제6부에 기술했습니다.

Q10. 이석증이 자꾸 재발합니다. 이석증 예방에 좋은 치료 방법이나 음식이 있을까요?

이석증은 재발 가능성이 높은 질환입니다. 재발할 때마다 바로 이비인후과에 가서 이석 정복술을 받는 것이 가장 효과적입니다. 다만 이석증 후유증으로 심인성 어지럼증을 앓기도 해서 실제 검사를 하면 평형 기관에 이상이 없는 환자도 많습니다.

골다공증을 예방하는 칼슘이 많이 포함된 음식이 이석증 예방에 도움이 될 수 있습니다.

Q11. 이석증 치료를 받았는데도 여전히 어지러워요.

초기에 주로 생기는 심한 어지럼이 사라져도 1~2주간 순간적으로 아찔하거나 몸이 붕 뜬 느낌이 있어 불편해하는 경우가 많습니다. 이는 이석증 때문에 자극받았던 전정 신경의 흥분이 가라앉지 않아 나타나는 어지럼입니다.

어느 정도 시간이 지나면 저절로 사라지는 증상이므로 일상생활을 유지하면서 지켜보면 됩니다. 하지만 이석증의 주요 증상인 회전성 어지럼이 다시 생겼다면 병원에 방문해 재발 유무를 검사해야 합니다.

Q12. 머리는 아프지 않은데 왜 편두통인가요?

편두통은 주로 머리 한쪽에서 나타나는 두통으로 환자에 따라 통증의 정도가 다양합니다. 일부 편두통은 통증은 심하지 않은데 시력이 떨어지거나, 귀가 먹먹하거나, 어지럼이 느껴지는 신경학적 증상만 나타납니다. 편두통성 어지럼은 평형 기관의 이상으로 인한 어지럼이 주증상입니다. 편두통성 어지럼증에 관해서는 제3부에 자세히 설명했습니다.

Q13. 편두통성 어지럼증이 자주 생기는데 약을 계속 먹어야 하나요?

일주일에 서너 차례 편두통을 동반한 어지럼이 생긴다면, 편두통 예방에 도움이 되는 식생활을 유지하고 적절한 예방약을 복용하면서 편두통의 발생 빈도를 줄여야 합니다. 어지럼이 느껴지더라도 당황하지 말고 마음을 편하게 갖도록 노력하십시오.

편두통성 어지럼증 발작이 드물게 발생한다면, 건강한 식생활을 유지하면서 편두통을 유발하는 스트레스를 피하도록 주의하면 됩니다. 증상이 나타날 때만 진통제나 편두통 치료 약을 복용하십시오. 만약 적절한 약을 복용했는데도 불구하고 두통과 어지럼이 자주 발생한다면 반드시 이비인후과나 신경과 의사에게 진료받아야 합니다.

Q14. 편두통성 어지럼증이 자주 재발하는데, 다른 문제가 생긴 것은 아닐까요? 혹시 MRI를 찍어야 하나요?

편두통이 자주 재발하고 어지럼도 반복된다면 다른 질환이 있는지 추가 검사가 필요합니다. 신경학적 이상이 의심되거나, 어지럼 검사 및 치료 후에도 어지럼이 지속되면, 중추신경계 질환인지 확인하기 위해 뇌 혹은 측두골 MRI를 촬영할 수 있습니다. 간혹 일부 환자는 뇌혈관 MRI 촬영을 진행하며, 그 밖에 녹내장 동반 여부를 확인하기 위해 안과적 검사나 기타 신경학적 검사를 받기도 합니다.

5. 그 밖의 어지럼 질환에 관한 질문

Q15. 메니에르병을 앓고 있는데, 아이들에게 유전되나요?

유전될 수도 있고, 유전되지 않을 수도 있습니다. 전정 도수관 확장증 Enlarged Vestibular Aqueduct Syndrome이나 가족력이 있는 메니에르병에 유전적 연관성이 있다는 연구 결과가 나오기도 했습니다. 그러나 평형 기관 이상에 의한 어지럼의 정확한 원인과 유전적 이상에 대한 연구는 여전히 진행 중이고 유전성 메니에르병은 전체 메니에르병 환자의 8~9%에 그칠 정도로 드물게 나타납니다.

그렇기 때문에 병이 유전될까 봐 걱정하기보다는 우선 메니에르병을 치료하는 데 신경을 써야 합니다. 자녀에게도 건강하게 생활하는 습관을 길러주는 것이 중요합니다. 메니에르병을 치료하고 예방하는 식생활은 제7부에 나와 있습니다.

Q16. 전정 신경염을 앓다가 치료받고 나아졌는데, 다시 어지러우면 어떻게 하죠?

전정 신경염은 바이러스 감염으로 인해 한쪽 귀의 전정 신경이 망가지면서 발생하는 심한 어지럼증입니다. 주로 별다른 후유증 없이 완치되는데, 드물게 한쪽 귀의 전정이 완전히 망가져서 회복되지 않기도 합니다.

또한 전정 신경염으로 오른쪽 전정 기능을 전부 잃어도 전정 보상 덕에 왼쪽 귀의 전정 기능만으로 균형을 잡을 수 있습니다. 하지만 전정의 한쪽 기능을 전부 잃은 것이기 때문에 어지럼 없이 잘 지내다가도 어느 순간 어지럼이 재발할 수 있으므로 평소에 재발을 예방하는 것이 중요합니다.

첫째, 꾸준한 운동으로 몸의 균형을 잘 유지하기 위한 노력을 해야 합니다. 이가 없으면 잇몸으로 먹는다고 하듯이, 한쪽 전정의 기능을 전부 잃었더라도 나머지 기관이 활발하게 기능하여 도와준다면 평소와 다름없이 균형을 유지하며 지낼 수 있습니다. 약간 빠른 속도로 걸으며 좌우를 두리번거리면서 쳐다보는 운동이 균형 유지에 좋습니다. 처음에는 다소 힘들더라도 자꾸 반복하면 별 무리 없이 잘 걸을 수 있습니다.

둘째, 한쪽 전정 기능을 전부 잃었다면, 몸이 피곤하거나 스트레스를 받을 때 어지럼이 발생할 수 있습니다. 망가진 전정의 역할을 대신하던 다른 기관들이 피로를 느껴 전정 기능을 돕지 못하면서 어지럼이 나타나는 것입니다. 그래서 평소에 너무 무리하지 말고 적당한 휴식을 취해야 합니다. 어지러울 듯싶으면 미리 약을 복용하고 쉬는 것도 효과적인 방법입니다.

Q17. 돌발성 난청이 오른쪽 귀에 생긴 뒤로 어지럽습니다.

돌발성 난청의 원인은 다양합니다. 달팽이관으로 가는 혈관이 좁아지거나 막혀서 발생할 수도 있고 바이러스 감염이나 자가 면역성 질환 때문에 나타나기도 합니다. 이때 어지럼의 동반 여부에 따라 돌발성 난청의 회복 가능성을 평가합니다.

어지럼을 동반한 돌발성 난청은 회복률이 낮은데, 단순히 달팽이관의 이상으로 소리가 들리지 않는 것뿐만 아니라, 옆에 붙어 있는 평형 기관에도 이상이 생겨 어지럼이 나타날 정도로 상태가 심각하기 때문입니다. 돌발성 난청이 동반하는 어지럼은 전정 신경염의 어지럼 증상과 유사합니다.

청력 회복 정도와 무관하게 어지럼은 시간이 지나면 사라지지만, 청력이 완전히 회복되지 않았다면 평형 담당 기능도 완전히 회복되지 않은 것입니다. 평소에는 전정 보상으로 몸의 균형을 잘 맞출 수 있지만, 과로하거나 스트레스를 받을 때마다 어지럼을 느낄 수 있습니다. 그러므로 어지럼을 동반한 돌발성 난청 환자는 전신 스테로이드 치료 혹은 고실 내 스테로이드 주입술 등 적극적인 치료를 받아야 합니다.

치료 후에도 평형 담당 기능 유지를 돕는 재활 운동을 열심히 해야 합니다. 일상생활에서 평형 담당 기능을 높여주는 운동에 관한 내용은 제6부에 정리되어 있습니다.

Q18. 이석증 치료를 받고 심한 어지럼은 없어졌는데, 세수하려고 고개를 숙이거나 위를 쳐다볼 때마다 자꾸 어지럽습니다.

노년층이 주로 호소하는 증상입니다. 70세 이상의 남성에서는 47%, 여성에서는 61%의 유병률이 나타날 정도로 어지럼 유병률은 나이가 들어감에 따라 승가합니다. 노년기에는 평형 기관이 노화하면서 신체 움직임을 감지하는 능력과 시력 및 체성 감각 역시 떨어지기 나빠지기 때문에 주변 환경 정보를 중추신경계에 정확히 전달하지 못합니다. 또한 중추신경계의 인지 및 운동 능력 저하로 균형을 잡기가 점점 어려워집니다. 이 같은 어지럼으로 오인되는 평형 기관 이상 질환은 제4부에서 다루었습니다.

당뇨 합병증으로 발생하는 감각 신경병증으로 인해 체성 감각이 떨어지기도 합니다. 자세 조절이 어려워지고 근육이 약해지며 근육 반응 역시 나빠지기 때문에 예전처럼 오랜 시간 꼿꼿이 서 있기가 힘들어집니다. 이처럼 노화가 진행됨에 따라 다양한 원인에 의해 예전에는 느끼지 못했던 불편을 겪습니다. 뇌로 가는 혈액량이 줄어들면서 순간적으로 의식을 잃을 것 같은 느낌이 든다고 호소하기도 합니다.

노년기에는 고개를 들거나, 숙일 때마다 어지럼을 느껴 병원에서 검사를

| 추골 동맥의 경로 |

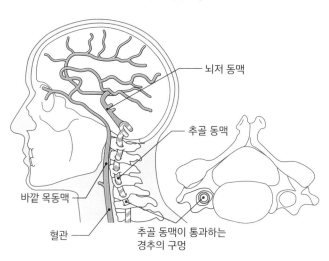

뇌저 동맥

추골 동맥

바깥 목동맥

혈관

추골 동맥이 통과하는
경추의 구멍

수차례 받아도 명확한 진단명이 나오지 않는 경우가 많습니다. 이때 나타나는 어지럼의 주요 원인 중 하나는 추골기저동맥 허혈입니다. 추골기저동맥은 중추 및 말초 전정계에 혈액을 공급하는 중요한 혈관입니다. 이 혈관이 동맥 경화증 혹은 기립성 저혈압에 의해 순간적으로 좁아지거나 막히면 평형 담당 기능에 일시적인 문제가 발생할 수 있습니다.

주로 머리를 돌리거나 위를 쳐다볼 때 어지럼을 느낄 수 있으며, 일시적으로 시야가 흐려지거나 갑작스럽게 쓰러질 것 같은 느낌을 받기도 합니다. 당뇨, 고혈압, 고지혈증 같은 위험 요인을 조절하고 아스피린 등의 항혈소판 제제, 은행잎 성분의 혈액 순환제 등을 처방해 치료합니다. 특히 노년층은 고지혈증이나 고혈압이 의심되면 적극적인 치료가 필요합니다.

노년층에게 주로 나타나는 어지럼의 또 다른 원인은 경부성 어지럼 Cervical Vertigo입니다. 목의 움직임에 따라서 회전성 어지럼이 나타나는 질환입니다. 심장에서 머리로 가는 동맥은 크게 목에서 만져지는 경부 동맥과 목뼈 사이를 통과하는 척추 동맥으로 나눌 수 있습니다. 목 디스크 혹은 목뼈 관절 퇴행에 의해 머리를 돌릴 때 일시적으로 척추 동맥이 눌리면서 뇌로 가는 혈액량이 줄어들어 어지럼이 발생합니다. 영상 의학 검사로 진단하고, 심하면 치료를 받아야 하는 질환입니다.

Q19. 어린 자녀가 반복적인 어지럼으로 힘들어합니다.

어지럼은 남녀노소를 가리지 않고 발생합니다. 다음은 건강보험심사평가원이 발표한 2015년부터 2016년까지 어지럼 때문에 병원을 방문한 우리나라 소아 및 청소년의 진단명 분포표입니다.

| 우리나라 소아 및 청소년의 전정 기능 이상 및 어지럼증 비율 조사 결과 |

학령 전		초등학생		중고등학생	
양성 돌발성 어지럼 22 (70.9)		양성 돌발성 어지럼 40 (30.1)		편두통	75 (30.4)
편두통	6 (19.4)	편두통	39 (29.3)	메니에르병	34 (13.8)
이석증	1 (3.2)	정신과적 증상	8 (6.0)	심혈관계	33 (13.4)
정신과적 증상	1 (3.2)	이석증	6 (4.5)	양성 돌발성 어지럼	32 (12.9)
기타	1 (3.2)	전정 신경염	6 (4.5)	전정 신경염	18 (7.3)
		심혈관계	5 (3.8)	정신과적 증상	16 (6.5)
		다양한 원인	8 (6.0)	이석증	14 (5.7)
		기타	21 (15.8)	다양한 원인	9 (3.6)
				기타	16 (6.5)
31명(100%)		133명(100%)		247명(100%)	

표에서 알 수 있듯이 소아 및 청소년은 다양한 종류의 어지럼을 겪습니다. 이 중에서 주목할 질환은 소아 양성 돌발성 어지럼증Benign Paroxysmal Vertigo of Childhood입니다. 소아 양성 돌발성 어지럼증은 어린아이가 몇 초에서 1분 정도 어지럼을 느끼다가 금방 어지럼이 사라지는 증상이 반복되는 질환입니다. 소아 양성 돌발성 어지럼증으로 진단할 때는 아이가 성장하면서 증상이 완화될 수 있다고 보호자를 안심시키고, 필요하다면 두통약이나 진정제 등을 처방합니다.

보통 3~4세부터 발병할 수 있는데, 이 시기 아이들은 구체적인 증상을 말로 표현하기 어려워하기 때문에 행동을 관찰해 증상을 파악해야 합니다. 주로 중심을 잃을까 봐 불안해하거나 바닥에 주저앉으며, 눈이 심하게 동요하거나 얼굴이 창백해지고, 식은땀을 흘리거나 구토를 하기도 합니다.

소아 양성 돌발성 어지럼증의 정확한 원인은 아직 밝혀지지 않았습니다. 대부분 편두통 가족력이 있고 상당수가 성장해서 편두통을 호소하므로 양성 돌발성 어지럼증을 편두통성 어지럼증의 초기 증상으로 보기도 합니다.

이런 증상이 있는 아이들은 자꾸 양호실에 가서 누우려고 합니다. 특히 차멀미를 자주 하고 놀이동산에서 놀이 기구 타는 것을 꺼리는 경향이 있습니다. 아이가 성장함에 따라 대부분 저절로 완화되므로 크게 걱정하지 않아도 되지만, 뇌종양과 같이 다른 병으로 생긴 증상일 수 있으니 어지럼 전문 이비인후과에 방문해 진단받는 것이 좋습니다.

Q20. 감기에 걸려 코를 세게 풀고 나서부터 갑자기 귀가 들리지 않고 어지럽습니다.

코를 세게 풀 때 머리로 피가 몰리는 느낌이 들면서 귀가 먹먹해졌던 경험이 있나요? 색소폰을 열심히 불다가, 무거운 역기를 힘껏 들다가, 대변을 힘주어 보다가도 순간적인 귀 먹먹함이나 어지럼이 발생해서 병원에 방문하는 경우가 종종 있습니다.

코를 세게 풀거나, 숨을 참은 상태에서 배에 힘을 주면 일시적으로 달팽이관과 평형 기관의 압력이 증가합니다. 보통은 잠시 먹먹하다가 곧 회복되는데, 간혹 달팽이관과 평형 기관을 둘러싸는 뼈에 실금이 가서 내부에 들어 있던 림프액이 새어 나와 먹먹함이 한동안 지속되기도 합니다. 평형 기관 뼈에 금이 간 것을 외림프 누공Perilymphatic Fistula이라고 하며, 이는 이비인후과 응급 질환 중 하나입니다.

만약 앞서 예로 든 행동 외에도 스트레스가 심해 머리에 힘이 세게 들어갔을 때 갑자기 귀가 먹먹하고 어지럼이 느껴진다면, 즉시 입원 및 수술 치료가 가능한 종합 병원 이비인후과를 방문해야 합니다. 절대 안정을 취하면 대부분 실금이 저절로 아물어서 증상이 호전되지만, 증상이 악화되어 청력이 떨어지고 어지럼이 심해진다면 금이 간 부위를 메우는 수술을 받아야 합니다.

참고문헌

제3부

- Lempert T, Olesen J, Furman J, et al. "Vestibular Migraine: Diagnostic Criteria". *J Vest Res*, 2012; 22(4): 167-72.

- Best C, Tschan R, Eckhardt-Henn A, Dieterich M. "Who is at Risk for Ongoing Dizziness and Psychological Strain after a Vestibular Disorder?". *Neuroscience*. 2009 Dec 29; 164(4): 1579-87.

- Brandt T, Huppert D, Dieterich M. "Phobic Postural Vertigo: A First Follow-up". *J Neurol*. 1994 Feb; 241(4): 191-5.

- Furman JM and Balaban CD. "Vestibular Migraine". *Ann N Y Acad Sci*. 2015 Apr; 1343: 90-6.

- Holmberg J, Tjernström F, Karlberg M, Fransson PA, Magnusson M. "Reduced Postural Differences between Phobic Postural Vertigo Patients and Healthy Subjects during a Postural Threat". *J Neurol*. 2009 Aug; 256(8): 1258-62.

- Huppert D, Strupp M, Rettinger N, Hecht J, Brandt T. "Phobic Postural Vertigo: A Long-Term Follow-up(5 to 15 years) of 106 Patients". *J Neurol*. 2005 May; 252(5): 564-9.

- Lauritsen CG and Marmura MJ. "Current Treatment Options: Vestibular Migraine". *Curr Treat Options Neurol*. 2017 Sep; 19(11): 38.

- Lempert T, Olesen J, Furman J, et al. "Vestibular Migraine: Diagnostic Criteria". *J Vest Res*, 2012; 22(4): 167-72.

- Neuhauser HK, Radtke A, von Brevern M, et al. "Migrainous Vertigo: Prevalence and Impact on Quality of Life". *Neurology*. 2006 Sep 67(6): 1028-33.

- Ohno H, Wada M, Saitoh J, Sunaga N, Nagai M. "The Effect of Anxiety on Postural Control in Humans Depends on Visual Information Processing". *Neurosci Lett*. 2004 Jun 24; 364(1): 37-9.

- Staab JP, Ruckenstein MJ. "Chronic Dizziness and Anxiety: Effect of Course of Illness on Treatment Outcome". *Arch Otolaryngol Head Neck Surg*, 2005 Aug; 131: 675-9.

- Teggi R, Caldirola D, Colombo B, Perna G, Comi G, Bellodi L, Bussi M.

"Dizziness, Migrainous Vertigo and Psychiatric Disorders". *J Laryngol Otol*. 2010 Mar; 124(3): 285-90.

- Telian SA, Shepard NT. "Update on Vestibular Rehabilitation Therapy". *Otolaryngol Clin North Am*. 1996 Apr; 29(2): 359-71.

- Yardley L. "Overview of Psychologic Effects of Chronic Dizziness and Balance Disorders". *Otolaryngol Clin North Am*. 2000 Jun; 33(3): 603-16.

제7부

- Aydın E, Babakurban ST, Ozgirgin ON, Ozlüog ̌lu LN. "The Relationship of Homocysteine, Vitamin B12, Folic Acid Levels with Vertigo". *Kulak Burun Bogaz Ihtis Derg*. 2012 Jul-Aug; 22(4): 214-8.

- Borghi C, Pirodda A. "Omega-3 Fatty Acids: A Promising Possible Treatment for Meniere's Disease and Other Inner Ear Disorders of Unknown Origin?". *Med Hypotheses*. 2012 Oct; 79(4): 468-70.

- Borsetto D, Corazzi V, Franchella S, Bianchini C, Pelucchi S, Obholzer R, Soulby AJ, Amin N, Ciorba A. "The Influence of Hearing Aids on Balance Control: A Systematic Review". *Audiol Neurootol*. 2020 Dec 14: 1-9.

- D'Souza JN, Valika TS, Bhushan B, Ida JB. "Age Based Evaluation of Nut Aspiration Risk". *J Otolaryngol Head Neck Surg*. 2020 Oct 9; 49(1): 73.

- Durga J, Verhoef P, Anteunis LJ, Schouten E, Kok FJ. "Effects of Folic Acid Supplementation on Hearing in Older Adults: A Randomized, Controlled Trial". *Ann Intern Med*. 2007 Jan 2; 146(1): 1-9.

- Kim K, Kim K, Park SM. "Association between the Prevalence of Metabolic Syndrome and the Level of Coffee Consumption among Korean Women". *PLoS One*. 2016 Dec 15; 11(12): e0167007.

- Le TN, Westerberg BD, Lea J. "Vestibular Neuritis: Recent Advances in Etiology, Diagnostic Evaluation, and Treatment". *Adv Otorhinolaryngol*. 2019; 82: 87-92.

- Martínez-Vega R, Garrido F, Partearroyo T, et al. "Folic Acid Deficiency Induces Premature Hearing Loss through Mechanisms Involving Cochlear Oxidative Stress and Impairment of Homocysteine Metabolism". *FASEB J*. 2015 Feb; 29(2): 418-32.

- Naganuma H, Kawahara K, Tokumasu K, Okamoto M. "Water may Cure Patients with Meniere Disease". *Laryngoscope*. 2006 Aug; 116(8): 1455-60.

- Ribeiro KM, Freitas RV, Ferreira LM, Deshpande N, Guerra RO. "Effects of Balance Vestibular Rehabilitation Therapy in Elderly with Benign Paroxysmal Positional Vertigo: A Randomized Controlled Trial". *Disabil Rehabil.* 2017 Jun; 39(12): 1198-206.

- Yousovich R, Duvdevani SI, Lipschitz N, Wolf M, Migirov L, Yakirevitch A. "Correlation Between the Sleep-Position Habits and the Affected Posterior Semicircular Canal in Patients with Benign Paroxysmal Positional Vertigo". *Isr Med Assoc J.* 2019 Nov; 21(11): 716-18.

부록

- Duarte JA, Leão EM, Fragano DS, Marquez GJ, Pires APBÁ, Silva MLS, Ganança FF. "Vestibular Syndromes in Childhood and Adolescence". *Int Arch Otorhinolaryngol.* 2020 Oct; 24(4): e477-e481.

- Escalera-Balsera A, Roman-Naranjo P, Lopez-Escamez JA. "Systematic Review of Sequencing Studies and Gene Expression Profiling in Familial Meniere Disease". *Genes(Basel).* 2020 Nov 27; 11(12): 1414.

- Gallego-Martinez A, Espinosa-Sanchez JM, Lopez-Escamez JA. "Genetic Contribution to Vestibular Diseases". *J Neurol.* 2018 Oct; 265(Suppl 1): 29-34.

- Sjögren J, Magnusson M, Tjernström F, Karlberg M. "Steroids for Acute Vestibular Neuronitis: The Earlier the Treatment, the Better the Outcome?". *Otol Neurotol.* 2019 Mar; 40(3): 372-4.